¿SOY HIPERSENSIBLE?

FABRICE MIDAL

¿SOY HIPERSENSIBLE?

Descubre el poder de un don

Traducción de Núria Petit

PAIDÓS Divulgación

Obra editada en colaboración con Editorial Planeta - España

Título original: *Suis-je hypersensible?*, de Fabrice Midal
www.fabricemidal.com

Maquetación: Realización Planeta

Bajo el sello editorial PAIDÓS M.R.
Avenida Presidente Masarik núm. 111,
Piso 2, Polanco V Sección, Miguel Hidalgo
C.P. 11560, Ciudad de México
www.planetadelibros.com.mx
www.paidos.com.mx

Primera edición impresa en España: octubre de 2023
ISBN: 978-84-493-4152-6

Primera edición impresa en México: diciembre de 2023
ISBN: 978-607-569-626-3

Impreso en los talleres de Impregráfica Digital, S.A. de C.V.
Av. Coyoacán 100-D, Valle Norte, Benito Juárez
Ciudad De Mexico, C.P. 03103
Impreso en México – *Printed in Mexico*

SUMARIO

Capítulo 1

DEMASIADO

Ruidos, olores, emociones, empatía, pensamientos... Las mil maneras de ser «demasiado»

He vivido durante mucho tiempo en una especie de caos, en una batalla insensata conmigo mismo y con todo cuanto me rodeaba. Mi vida se me antojaba un rompecabezas desmontado cuyas piezas no encajaban, ni siquiera me parecía que guardasen relación unas con otras. Tenían un solo punto en común: cada una era un burbujeo en 3D.

Soñaba con estar tranquilo, y estaba constantemente en lo *hiper*, en el exceso, en ser demasiado...: demasiadas sensaciones, demasiadas emociones, demasiadas ideas que acudían en desorden, demasiados pensamientos que se movían en todas las direcciones y no me dejaban nunca en paz. No sabía qué hacer con la intensidad que me invadía.

Yo tenía cuatro años. Había estado llorando y gritando; mi madre se había puesto nerviosa, pero no había transigido. Me había enfundado un jersey de lana idéntico al de mi hermana y nos había llevado a los dos al colegio. Por la tarde, yo aún seguía llorando. El día había sido una pesadilla: no hacía más que pensar en ese jersey que me picaba, en mi piel, que notaba cada una de sus fibras, me tenía literalmente loco. Mi hermana, en cambio, había pasado un día completamente normal.

La escena se repitió al día siguiente, y al otro, hasta que mi madre, que no entendía qué es lo que estaba pasando, cedió y me compró unos jerséis de algodón. Mi alegría entonces fue tan exagerada como mi desdicha: sin poder respirar de lo agradecido que estaba, me eché en sus brazos y la abracé con toda la fuerza de mis cuatro años.

No se trataba de un capricho, pero no sé si mis padres lo llegaron a entender alguna vez. Me pasé la infancia y la adolescencia sobrerreaccionando: a los calcetines que me obligaban a ponerme por las noches para no pasar frío, al volumen de la televisión, al calor, al frío, a la multitud, a las bromas, a los proyectos, a los pequeños gestos de ternura que me llenaban los ojos de lágrimas. Objetivamente, no eran más que detalles, pero en mi vida nada era objetivo. No conocía el término medio. Pasaba bruscamente de la risa al llanto y del entusiasmo al desánimo, a través de una gama infinita de sensaciones.

No era como los demás. Su vida me parecía un largo río tranquilo, y la mía era como una sucesión de montañas rusas. Yo me apasionaba por cosas que a los demás no les interesaban, y mis pasiones —el dibujo, la lectura— me ocupaban durante horas. En las colonias de vacaciones a las que mis padres me enviaban todos los veranos, ni siquiera trataba ya de jugar con los demás niños. Correr o trepar no me divertía, yo me quedaba aparte, pero siempre encontraba la manera de conquistar a un adulto, a una monitora o a la directora, sobre los cuales derramaba las olas de amor que me embargaban. Los otros necesitaban desahogarse en la cancha; yo necesitaba un verdadero vínculo de ternura y de mimos, pero —como siempre— en exceso.

Ya entonces tenía la sensación de no ejercer ningún control sobre mí mismo. Era impotente respecto a mis reacciones. Cuando me ponía nervioso, siempre en «modo demasiado...», mis padres me preguntaban si creía que estaba en un escenario haciendo teatro. Yo no contestaba, pero ellos no se equivocaban. Algunos días aún tengo la impresión de estar en ese escenario y de pasar en un abrir y cerrar de ojos de Shakespeare a Louis de Funès, y luego de la tragedia más desgarradora al romanticismo más exacerbado. A veces es embarazoso, pero siempre resulta estimulante. ¡Cuántas veces me lo he reprochado, pero sin lograr nunca dominar mi emoción!

Me he reprochado mis altibajos de humor, mis rabietas, mis lágrimas, mis exaltaciones, mi imposibilidad de estar «en calma», de ser «razonable», «zen». He arrastrado la sensación de «demasiado...» como un grillete. Y lo he oído con todos los adjetivos: demasiado emotivo, demasiado afectivo, demasiado reactivo, demasiado excesivo; incluso más tarde, en el trabajo, donde siempre tenía la impresión de no hacer lo suficiente.

Sin embargo, he multiplicado los esfuerzos intentando encajar en el molde, «poner distancia», como me aconsejaban. Limitarme a la técnica, a los hechos, al orden y al frío, que para mí eran un idioma extranjero. Terminé por aprender ese idioma, o al menos sus rudimentos, pero enseguida volvía a caer en lo que consideraba mi gran defecto: obstinarme en tomármelo todo a pecho, en dejar que me afectara. Desapegándome me parecía estar cometiendo «una traición».

A veces, eso me era muy útil. A los veinte años, me entusiasmaba la literatura. Con un amigo, pasaba horas hablando de grandes escritores vivos cuyos textos nos emocionaban: Claude Simon, Nathalie Sarraute... Llevado por un impulso que, como supe más tarde, es fruto de la hipersensibilidad, escribía a esos grandes personajes. ¿Fue mi sinceridad lo que los impresionó? Algunos aceptaron recibirme. Y tuve con ellos conversaciones increíbles.

Pasar por semejantes experiencias era ilógico, lo sé, ¿pero acaso era yo capaz de alguna lógica? Conozco a personas admirables porque saben ir del punto A al punto Z sin desviarse ni un milímetro. Desde muy pequeño, mi pensamiento se dispersa en todas las direcciones y me lo impide. Apenas llego al punto B, el punto E me interpela con intensidad, luego salto al punto M para volver quizá después al punto H. Cuando estaba en la escuela primaria, esa arborescencia continua hizo que el profesor de dibujo llamara a mis padres. No entendía por qué, cuando me pedía que dibujase un barco y todos los demás alumnos dibujaban el barco más bonito que podían, yo ya había pasado a otra cosa: le añadía el muelle, luego el sol, luego un avión, marineros, pájaros y peces. Todo lo que se me ocurría, ¡y continuamente se me ocurrían cosas! El profesor de dibujo consideraba que yo era incapaz de concentrarme en la consigna que me habían dado. Un médico al que mis padres me llevaron les dio la clave: «Su hijo no tiene ningún problema, tiene muchas cosas que decir. ¿Por qué lo quieren limitar?». También salté a su cuello para besarlo. Mis entusiasmos no siempre eran bien recibidos. Él tuvo la inteligencia de reaccionar riéndose.

Todavía hoy me reconozco en esta anécdota. Porque sigo pensando de otra forma, con mis intuiciones, mezclando lo sensitivo con lo emocional y contaminando lo cognitivo, con la capacidad de conmoverme con una palabra o una frase que leo, de ver emociones allí donde, según me dicen, solo la razón debería imperar.

Durante mucho tiempo, fue un grillete. Me sentía molesto con algo dentro de mí que me era desconocido. Nunca sabía de antemano cómo reaccionaría ante un acontecimiento de apariencia anodina, pero que tendría el poder de turbarme, de afectarme, de ponerme nervioso, de exaltarme. No veía relación entre mis crisis contra los calcetines, mis malas notas en clase, mis entusiasmos desbordantes, mi rabia ante la injusticia, mis lágrimas al leer un poema, mi necesidad de lo absoluto... Yo era un ovni llegado de otro planeta.

De hecho, y todavía es el caso, en mi cerebro es como si no hubiera separación entre el hemisferio izquierdo de la razón y el hemisferio derecho de la emoción. Separarlos es como amputar mi existencia, es como transformarme en un pez fuera del agua. Imaginar que haya cosas menos importantes que otras o pertenecientes a un campo cerrado desprovisto de afectos, o a la inversa, desprovisto de razón, no tiene ningún sentido: todo me exige implicarme con todo mi ser, lo más plenamente posible. Algunos lo llaman hiperafectividad; para mí es normalidad.

A veces, esa intensidad ha sido dolorosa y me ha dejado agotado. Pero con frecuencia me ha infundido una especie de júbilo extático que me ha transfigurado, me ha llevado a superarme, a notar la vida dentro de mí, a «ser» plenamente. He necesitado tiempo para comprender que ser demasiado, sensible, emocional y cognitivo podía ser una suerte. Que incluso podría ser un don si lograba trabajarlo como otros trabajan su talento para la música, para la cocina o para las matemáticas.

Quizá te reconozcas en algunos rasgos de este retrato. Y a lo mejor te lo reprochas: ¡te gustaría tanto ser como todo el mundo! Te equivocas: en realidad tienes ese don. Yo me he obstinado en comprenderlo, y poco a poco he aprendido a aplicar distintas estrategias que me ayudan no a disminuir esa sensación de «demasiado...», sino a transformar esa avalancha en una oportunidad.

Sería una lástima que no aprendieras también tú a hacerlo fructificar y a aprovecharlo...

Puntos clave

- El hipersensible se ve abrumado por lo «demasiado»: demasiadas emociones, demasiados pensamientos, demasiadas sensaciones, demasiada empatía, demasiada intensidad en su vida, a veces en el límite de lo soportable. Es el «demasiado» en todas sus facetas, que no son idénticas para todos ni tienen los mismos efectos. No somos iguales ante lo que es «demasiado».
- Ese demasiado nos lleva a sobrerreaccionar ante estímulos que a otros no necesariamente les llaman la atención.
- A veces es insoportable, pero a menudo es estimulante. Ese demasiado que a veces es molesto y nos perturba también es un incentivo. Es la felicidad de estar vivo.

Ejercicio

Haz una lista de lo que para ti es «demasiado»: ¿algunas sensaciones, como el ruido o la luz? ¿Las emociones que te invaden? ¿Una empatía excesiva?

Identificarlo es un primer paso.

Una vez que hayas reconocido esos «demasiados», puedes empezar a hacer las paces con ellos, o al menos a adaptarte a ellos.

Si los jerséis de lana o los cuellos de camisa son un problema para ti, apúntalo y evítalos. ¡Es sencillo!

Capítulo 2

EL REGALO

Tomar conciencia de tu hipersensibilidad podrá cambiarlo todo para ti

En mis libros y conferencias hablo de mí. El motivo es fácil de entender: para explicarme, necesito apoyarme en ejemplos concretos. Por comodidad, los saco a menudo de mi propia historia y de mi entorno.

Hace unos años, dirigí en Estados Unidos un seminario dedicado a la meditación. Evidentemente, yo había practicado ese ejercicio; no sé prescindir de él. A la hora de cenar, uno de los participantes, un joven doctorando en Neurociencias, se sentó a mi lado. Fue apasionante, continuamos nuestra conversación después de la cena hasta bien entrada la noche.

Me preguntó a bocajarro si yo era hipersensible. Me quedé atónito: esa idea no se me había pasado por la cabeza. No veía ninguna relación entre esa palabra y la experiencia, o mejor dicho *las experiencias*, que yo vivía desde hacía cuarenta y dos años, unos fenómenos aparentemente heterogéneos que para mí solo tenían en común ser «demasiado»: demasiados pensamientos, demasiadas emociones, demasiada empatía, demasiada sensibilidad... Me veía sobre todo muy lejos del estereotipo del hipersensible que predominaba en aquel momento, y que aún persiste: una cosita frágil. Yo era hiperactivo, estaba hipercomprometido, hacía frente a mis importantes responsabilidades familiares y profesionales. Por supuesto que era sensible, ¿pero *hiper*? ¡Ni pensarlo!

Mi desconfianza lo hizo sonreír. Era una reacción normal, afirmó. Me dijo que muchos de nosotros ignoramos o negamos nuestra hipersensibilidad. Algunos llegamos incluso a reprimirla detrás de una frialdad y de un distanciamiento glacial. Y no estamos en paz con nosotros mismos. Nos engañamos, y un día u otro acabamos derrumbándonos.

Yo lo ignoraba todo acerca de este tema y, por curiosidad, lo escuché. Él lo estudiaba para sus investigaciones de lo que denominaba el *proceso de filtraje*. Es un proceso fácil de entender. Recibimos de nuestro entorno un flujo continuo de millones de informaciones: sensoriales, emocionales y cognitivas. Nuestro cerebro posee la maravillosa capacidad de filtrarlas antes de que seamos conscientes de su existencia. De lo contrario, son tantas y tan ininterrumpidas que nos arrastrarían hasta engullirnos. Él era un precursor: años más tarde, la investigación revelaría que hay unas neuronas específicas y unas áreas cerebrales, como la zona frontal, que participan en esa función de proteger nuestro cerebro de una sobrecarga mortífera.

Cada individuo, prosiguió mi amigo, es singular: nuestros filtros cerebrales no tienen la misma potencia. Los comparó con un tamiz cuya malla de filamentos sería más o menos tupida según los individuos.

En algunos casos, la malla es muy tupida y los filtros son muy eficientes, a veces incluso demasiado, y muchos elementos e informaciones resultan imperceptibles. Estas personas no se ven parasitadas por esos elementos que distraen la atención de la tarea que están efectuando y son capaces de muchísima concentración. Pero, en cierto modo, están infrainformadas. Su vida puede ser monótona.

Para otros sujetos, llamados hipersensibles, la malla es más laxa y el filtrado menos eficiente. Esto hace que reciban una gran cantidad de informaciones procedentes de diferentes fuentes que la mayoría no percibe, pero ante las cuales ellos sí reaccionan. Equivocadamente, se suele decir que «sobrerreaccionan». Sienten más acusadamente los ruidos, los olores, el frío, el calor y hasta los más mínimos detalles «disfuncionales» de su organismo. Perciben toda clase de señales del orden de lo emocional y responden a ellas con cierta intensidad: se les llenan los ojos de lágrimas, montan en cólera o estallan de alegría sin que su interlocutor, que no ha percibido nada extraordinario, comprenda esa reacción. Este flujo importante también tiene un impacto a nivel cognitivo. Su inteligencia, sobrealimentada de información y datos, es especial, más intuitiva: «captan» una situación o una solución, muchas veces sin saber cómo la han percibido y comprendido, y sin pasar jamás por los caminos de la lógica convencional.

Aquel hombre me dio dos ejemplos en los cuales me reconocí de inmediato.

El primero es la historia banal de un compañero o compañera de trabajo con quien nos hemos cruzado en el ascensor o delante de la impresora. Aunque la conversación haya sido breve y formal, el hipersensible sabe intuitivamente que esa persona tiene un problema. Esta visión fulgurante no es de orden cognitivo, sino de la sensibilidad: una entonación en la voz, la tristeza en la mirada, una agitación poco habitual..., señales ínfimas captadas en el flujo, difíciles de nombrar o de identificar, le han llamado la atención. En ese tipo de situaciones, el hipersensible siempre tiene dudas muy comprensibles, incluso a veces la impresión de que delira: nadie más se ha dado cuenta de que ese compañero o compañera no está bien. Al día siguiente, se sabrá que su hijo está gravemente enfermo, o que él o ella ha recibido una carta de despido. El hipersensible lo ha «sabido» de inmediato y se ha sentido turbado. No es ni extremadamente lúcido ni un vidente. La intensidad de la situación lo ha conmovido hasta el punto de sentir un vago malestar durante todo el día.

El segundo ejemplo es igualmente inquietante. Todos hemos pasado fines de semana o vacaciones con amigos. El ritmo del grupo se amolda de forma natural a la mayoría. Se organizan excursiones, las comidas son festivas, las veladas animadas. El hipersensible no puede jugar a este juego durante mucho tiempo. Para él (o ella), rápidamente es «demasiado». Se pierde un paseo para quedarse en su habitación a leer. Se acuesta antes. Se aísla. Da la impresión de no participar, de evitar a los demás –aunque son amigos a los que aprecia–, de aburrirse. A veces se pone nervioso, puede incluso llegar a explotar. Sus amigos lo calificarán de caprichoso, le reprocharán su actitud. Él mismo se reprocha no ser amistoso, y sin embargo les tiene cariño. Intentará explicarse esta actitud buscando cualquier trauma en su infancia o qué sé yo qué otra cosa. Pero no tiene nada que ver: en esta situación, el hipersensible sencillamente se ve saturado por el flujo de información, que es demasiado intenso, por todas las señales que capta y que los demás, contrariamente a lo que le ocurre a él, saben seleccionar y dejar de lado. Está cansado de ese exceso, necesita reducir el campo de su experiencia en el mundo, de su sensibilidad y de sus emociones para cargar pilas. Solo es su forma de ser.

Escuchando a aquel joven doctorando, tuve la impresión de que un velo se rasgaba y me revelaba mi auténtica realidad. No, yo no estaba loco, no era raro, no era anormal. Y, sobre todo, contrariamente a lo que durante mucho tiempo había supuesto, yo no era el único que pasaba por esos momentos de duda y de extrañeza ante lo que consideraba como fenómenos distintos, pero que tenían un vínculo entre sí: las visiones instantáneas que me hacían sentir mal, mis reacciones a veces excesivas, mi necesidad de estar solo, la sensación de perderme cuando hay mucha gente, mi impresión de no ser normal, adquirían sentido.

Aquella noche no pegué ojo. Recordé todo lo que me habían dicho desde que era niño, todo lo que yo mismo me había dicho para calificar las situaciones que vivía: inadaptado, idiota, paranoico..., no me había ahorrado los calificativos, y los demás tampoco.

Esos juicios me habían pesado, y a veces me habían hecho perder la confianza en mí mismo. A medida que iba revisando mi pasado, me invadió un alivio profundo. Al amanecer, estaba eufórico: por fin daba un rostro a esos fenómenos que hasta entonces no lograba unificar. No, yo no era un ovni perdido en un mundo formateado, sino que el exceso me afectaba. El anuncio de mi hipersensibilidad se me antojó como un regalo maravilloso. Ahora lo que debía hacer era asumir esa singularidad.

El día había transcurrido, idéntico a todos los que lo habían precedido. Mi sensibilidad seguía igual de exacerbada y me dolía el estómago –hoy sé que es el mal típico de los hipersensibles–. Solo una cosa había cambiado, y era fundamental: por fin podía poner nombre a lo que me ocurría. Y eso era muchísimo.

Unas semanas más tarde, estaba con un amigo profesor de Música. Hablábamos del oído absoluto, de esa capacidad que tienen algunas personas de asociar cualquier sonido, hasta el ruido de un taladro neumático, con una nota musical, de «nombrarla» de forma natural y memorizarla. Yo pensaba que ese don era algo excepcional. Mi amigo me explicó que no: mucha gente lo posee, y puede incluso perturbarlos hasta que descubren qué es. En cambio, si lo trabajan, tienen una gran ventaja para convertirse en músicos. El oído absoluto, me dijo, es una maldición que se transforma en una cualidad si uno sabe sacarle partido.

Me sentí conmocionado y tuve una idea loca. ¿Y si pasaba lo mismo con la hipersensibilidad? ¿Y si fuera una cualidad más que una pesadilla?

De ahí arrancó lo que luego fue una búsqueda, una verdadera indagación. Hablé con especialistas y con personas hipersensibles, con pedagogos y profesores, consulté estudios y releí a filósofos y escritores. Pedí explicaciones a los científicos. Me enteré de que el enigma de la hipersensibilidad, a la cual también se le han dado otros nombres, es algo que preocupa al pensamiento occidental desde hace milenios, que se trata de un fenómeno arraigado en la historia de la humanidad.

A medida que avanzaba, tenía la impresión de salir de un laberinto y encontrarme por fin al aire libre. Comprendía por qué me había sentido tantas veces ineficaz, sin talento, sin vocación. En el fondo, por retomar otra imagen, hasta entonces había tenido un mapa equivocado de mi cerebro. Ahora debía encontrar un GPS adaptado para orientarme en la vida.

He realizado este trabajo. A veces es arduo y me ha exigido cierta disciplina. He aprendido a establecer la diferencia entre lo que siento y la manera en que hay que actuar a partir de lo que tengo la suerte de sentir. He restablecido un equilibrio entre mis «antenas» superdesarrolladas y mis «filtros» atrofiados. Afortunadamente, sigo siendo un hipersensible, dotado de lo que Jung llamaba «un carácter enriquecedor». Y lo es, en efecto, una vez que consigues hacer las paces con él.

Comprendo que al leerme te entren dudas. Lo que es un regalo te ha excluido con frecuencia socialmente. Ni tus padres, ni tus profesores, ni tus colegas, ni tu cónyuge, ni tus hijos han entendido nunca lo que te pasa. Siempre te has culpabilizado por ello, a veces te has detestado, has deseado prescindir de tu sensibilidad.

En alguna ocasión has llegado a creer que lo habías logrado. Has negado ser hipersensible, incluso has rechazado esa palabra peyorativa, estigmatizante, en un mundo donde se te pide estar formateado.

Yo mismo dudaba si acometer esa indagación a veces desconcertante y siempre sorprendente. Voy a compartirla contigo. Yo conocía los inconvenientes de la hipersensibilidad. Ahora he descubierto sus ventajas. Me he dado cuenta de que ser hipersensible es un trabajo intenso de toda una vida. Pero si no haces nada con tu hipersensibilidad, vas directo a la catástrofe. Transfórmala en un don.

Puntos clave

- Hay muchas personas hipersensibles; pero son pocas las que se reconocen en ese término cargado de prejuicios y erróneamente asociado a una forma de fragilidad.
- Reconocer que uno es hipersensible es el fruto de un trabajo. El punto de partida es establecer la relación que existe entre esos fenómenos diversos, a veces extraños, a veces discapacitantes o exaltantes, que tejen nuestra vida.
- La hipersensibilidad es un fenómeno complejo, sutil, desconcertante, que puede adoptar formas muy diversas. Seguramente, hay tantas formas de hipersensibilidad como personas hipersensibles.
- El reconocimiento de la propia hipersensibilidad es un regalo extraordinario que nos cambia la vida. De repente, todo tiene sentido, todo es menos difícil y menos doloroso.

Ejercicio

Pasa revista a tu vida con total objetividad y con el prisma de la hipersensibilidad.

¿Te explicas ahora algunos fenómenos que te costaba entender y cuya raíz común no percibías?

Esta simple revisión puede ser liberadora: de pronto, comprendes finalmente quién eres.

Puedes iniciar el camino.

Capítulo 3

EL TEST

Cómo reconocerse ante la profusión de manifestaciones que adopta la hipersensibilidad

Desde la etapa preescolar, fui un ser aparte. Después he comprendido que a toda persona hipersensible, mientras no sabe que lo es, le cuesta integrarse socialmente. Pero yo no tenía ni las palabras para decirlo, ni la clave de comprensión que luego me salvó el pellejo.

Me he sentido a menudo ajeno a las reglas del juego de los demás; tengo mis propias reglas. En la escuela, en el instituto, en la universidad, en el mundo laboral, en todas partes, la vida social se basa en un conjunto de imperativos, de modelos de éxito y de comportamientos que no coinciden con mi realidad. Cuando los demás se adaptan a la norma sin hacerse preguntas, yo tengo que controlarme: para no sobrerreaccionar, para fingir que me divierto, para resolver problemas supuestamente lógicos, pero que a mí tal como se presentan me resultan herméticos, para obedecer, para aburrirme sin inmutarme, para conformarme, para ser menos idealista, menos exigente.

Durante mucho tiempo me sentí culpable de esa diferencia, y me he estructurado en función de esa culpabilidad intensa, sobre todo porque mis diferencias son tantas que solo con pensarlo me mareo.

Nunca me he sentido en el lugar adecuado. Tengo mis propios lugares, que a los demás les aburren. Las grandes fiestas no me divierten. Recuerdo un banquete de boda al que me invitaron. Dudé, pero luego me dejé llevar por mis sentimientos: los novios eran amigos y no quería decepcionarlos. En cuanto me vi sentado con ocho personas que no conocía, supe que lo pasaría mal. No eran desagradables, pero al cabo de unos minutos su conversación, de una banalidad insoportable, y sus risotadas me devolvían a mis pesadillas en el patio del recreo, cuando pese a mi buena voluntad no conseguía integrarme. Me sentí mal físicamente, sobre todo porque me reprochaba estar aguándoles la fiesta. Los novios, que se dieron cuenta de mi malestar, me cambiaron de mesa. Sin embargo, abandoné la fiesta bastante pronto: no tenía nada que decir de la organización, no podía acusar a nadie, pero no encontraba mi sitio. Estaba decepcionado de mí mismo, apenado por no haber sido un buen invitado.

Siempre me he aburrido enseguida. Este sentimiento pesado y molesto ha sido maravillosamente descrito por Roland Barthes en un pasaje que enseguida me aprendí de memoria a fuerza de releerlo:

> De niño, me aburría a menudo y mucho. Esto empezó visiblemente muy temprano, continuó toda mi vida, por rachas (cada vez más infrecuentes gracias, en verdad, a los amigos y al trabajo), y es algo que siempre se me notó. Es un aburrimiento aterrorizado que llega al desasosiego: así es el que siento en los coloquios, las conferencias, las veladas en el extranjero, las diversiones en grupo: en todas partes donde el aburrimiento es *visible*.

Cuando era más joven, aburrirme en medio de los demás me ponía triste. Pero no había nada que hacer: siempre me he sentido mejor en mi casa.

A veces me llamaban «misántropo». Leyendo la obra de Molière, encontré efectivamente en mí una parte de ese personaje cuando explica su alejamiento de los demás, «de unos porque son malos y perversos, y de otros porque son complacientes con los malos». El misántropo lo es porque reprocha a la humanidad su hipocresía social, su cobardía, la facilidad para transigir con la exigencia de verdad. Él, como todos los hipersensibles, no soporta la mentira, tiene la facultad de detectarla y detesta a los mentirosos, sobre todo porque lo ponen ante el espejo de su diferencia, de su sensibilidad.

Podría seguir desgranando mi historia. Cada vez que me ponen una inyección estoy a punto de desmayarme, ya sé que es ridículo, pero no lo puedo evitar. Siempre tengo frío y llevo mi gorro de lana incluso en verano, en los trenes donde el aire acondicionado es demasiado fuerte. No sé trabajar con personas que no se toman a pecho lo que hacen, aunque se trate de grandes profesionales. Algunos perfumes me repelen y no soporto la cacofonía.

No te reconocerás totalmente en este retrato, y es normal: tu experiencia es única, y la mía también. No existen signos formales que confirmen una hipersensibilidad, como sí existen para diagnosticar una bronquitis grave y diferenciarla de una fiebre del heno. Evidentemente, la intensificación de las experiencias sensoriales forma parte del espectro, pero ¿de qué sentido hablamos? ¿Del olfato? ¿Del tacto? ¿Del oído? ¿Y cómo se manifiesta? Yo siempre tengo frío, a lo mejor tú siempre tienes calor. Tienes acúfenos, yo nunca los he tenido. No soportas la lluvia en la cara y no es una frivolidad, a mí en cambio la lluvia no me molesta. Tal vez hayas logrado prescindir de todas esas sensaciones hasta transformarte en una máquina, pero en tu fuero interno algo no funciona; quizá eres el más hipersensible de nosotros dos.

¿Cómo saberlo? Las revistas, internet y las redes sociales proponen toda clase de test lúdicos o «psicológicos» que los especialistas miran con suspicacia. Desde su punto de vista, está justificado, pues aún no existe una determinación científica de la hipersensibilidad, es decir, no se sabe realmente qué es. Entonces, ¿qué es lo que se está evaluando? Es cierto que cada uno de nosotros tiene una manera muy particular de ser hipersensible, y es muy difícil «medir este fenómeno de forma rigurosa». Sin embargo, esos test lúdicos tienen una ventaja: ofrecen, incluso como un juego, una oportunidad para la introspección (el tiempo que se tarde en contestar a las preguntas, por banales que sean), y permiten articular ese conjunto de sensaciones, de vivencias, de elementos dispares entre los que de entrada no vemos ninguna relación. Son una puerta de entrada a una posibilidad de comprensión de lo que nos pasa y nos hace sufrir.

Yo les reprocharía, y esto es válido para todos los test psicológicos, incluidos los que valoran el cociente intelectual (CI), el riesgo de encerrarnos en un marco, de hacer que nos miremos a nosotros mismos a través de un filtro forzosamente deformante, ya que, en cierto modo, se desconecta de la realidad.

El breve test que te propongo a continuación no es más científico que otros. Se trata de transformar cada pregunta en una oportunidad para interrogarte más detenidamente y empezar a descubrir lo que eres. Diviértete. Trata de identificar otras facetas tuyas que no conocías, pero no te dejes reducir nunca a una foto fija, ni por los test ni por la vida. La vida es movimiento.

Puntos clave

- Las pruebas no son una herramienta científica. La hipersensibilidad sigue siendo un fenómeno difícil de definir con nuestras categorías de pensamiento.
- Sin embargo, pueden ser útiles en la medida en que nos proporcionan unos puntos de referencia a partir de los cuales podemos intuir una unidad en la multiplicidad de manifestaciones que constituyen la hipersensibilidad.
- Esas pruebas siguen siendo una aventura lúdica. Ten cuidado y no te encierres en sus resultados.

Ejercicio

Cinco preguntas para reconocerte:

1. ¿Te afectan fácilmente las críticas, los reproches o los conflictos, y tiendes, por lo tanto, a evitarlos?
2. ¿Te afecta el estado emocional de tus allegados, de tus colegas, hasta el punto de tener la impresión de ser una esponja o de vivir «sin filtro»?
3. ¿Hay olores, luces, sonidos o sensaciones que te molestan mucho, cuando objetivamente no son molestos o no molestan a los demás?
4. ¿Te tomas muy a pecho la mayor parte de las tareas que realizas?
5. ¿Sientes que tu mente se dispersa en todas las direcciones, que las ideas y los pensamientos se atropellan dentro de ti, hasta tal punto que a veces te agotan?

Capítulo 4

LUCKY LUKE

Donde se descubre que la hipersensibilidad es una cualidad muy valiosa para un vaquero del Oeste

Soy aficionado a los cómics. En mi panteón de héroes destaca un personaje: Lucky Luke, el vaquero justiciero que desenfunda más rápido que su sombra. He devorado sus aventuras, sorprendiéndome a mí mismo de ser fan de un «duro» que persigue a los bandidos del Oeste y se maneja como un jefe allí donde solo impera la ley de la jungla.

Estaba releyendo uno de sus álbumes poco después de descubrir mi hipersensibilidad y experimenté un *shock*, pues mil y un detalles me mostraban una faceta inédita del vaquero: es el arquetipo del hipersensible. Sin duda lo había percibido inconscientemente, y quizá mi pasión por él se relacionaba con la búsqueda de algunos medios para hacer frente a las normas sociales, que en ciertos aspectos no tienen nada que envidiar a las del Oeste americano.

Conocía su necesidad de aislarse. Descubrí que era profundamente solitario. Lucky Luke tiene, por supuesto, algunos amigos con los que se relaciona en el transcurso de sus aventuras, pero nunca se queda mucho tiempo con ellos. Incluso en los bares, se refugia en su rincón: no soporta la cháchara, la hipocresía y la superficialidad, no juega al juego de las convenciones sociales. Necesita esa soledad para no verse engullido, para poner orden en sus ideas y en sus pensamientos. Lo asume. Todos sus álbumes terminan, por cierto, con la misma viñeta: acompañado al atardecer por su caballo Jolly Jumper y su perro Rantanplán, va canturreando:

«I am a poor lonesome cow-boy and a long way from home» [«Soy un pobre vaquero solitario, muy lejos de mi casa»]. La frase hipersensible por excelencia.

Este enemigo del mal que protege a los demás arriesgando su vida se sabe diferente, pero eso no lo aflige, al contrario: se ve como un cisne en medio de los patos y reivindica su singularidad. ¡Pero no es un Pitufo tímido ni asocial! Cuando emerge de sus paréntesis de soledad, es capaz de moverse como pez en el agua con la gramática social que ha aprendido; en algunos cómics se le ve incluso portando la estrella de *sheriff*, entrando en contacto con el Gobierno americano, resolviendo conflictos entre ganaderos, y hasta divirtiéndose en un *saloon*. Este altruista profundamente generoso está dotado además de un divertido sentido del humor.

Tiene un aire tranquilo, con los ojos entornados. Pero por dentro es un volcán. Hiperactivo, está en todos los frentes. Gran viajero, es muy celoso de su independencia, no obedece a ninguna jerarquía, a ningún convencionalismo. Es un *freelance*, como diríamos hoy. No es que el mundo le sea indiferente, ¡ni mucho menos! La injusticia y la mentira le repugnan. Intransigente y colérico (una cólera que se lee en su mirada), es valiente y no tiene límites cuando se trata de proteger a los débiles y defender la ley. Pero no es violento: contrariamente a los usos del Oeste, a este hombre sensible le horroriza la sangre; normalmente no mata, y la mayor parte de las veces se contenta con desarmar a los bandidos y entregárselos al *sheriff*.

Y, sobre todo, Lucky Luke ha hecho de su hipersensibilidad exacerbada y asumida una baza increíble gracias a la cual lleva a cabo las misiones más peligrosas. Merced a las «antenas» que ha desarrollado, a sus sentidos aguzadísimos, está al acecho de señales nimias que para los otros son inaudibles e invisibles. A esta característica se debe sin duda su apodo de Lucky (Afortunado), el que sabe salir de todos los atolladeros. Ha convertido su sensibilidad extrema en una fuerza que lo hace imbatible.

Al mismo tiempo, ese vaquero solitario que se refugia en la naturaleza para cargar las pilas junto con sus dos amigos verdaderos, su caballo y su perro, resulta conmovedor. Ávido de grandes espacios y de largas cabalgatas por las vastas llanuras desérticas del Oeste, lo que más le gusta es dormir solo, bajo las estrellas. Es un ser aparte, no es como los demás. Siente demasiadas cosas.

Siendo plenamente él mismo, con sus fuerzas y sus debilidades, va por la vida ligero, adecuándose a ella. De haber rechazado su fragilidad, de haber intentado ocultarla como hacen a menudo los hipersensibles, Luke no hubiera sido Lucky Luke. Seguramente no habría hecho nada en la vida, aplastado por el fardo de la culpabilidad por ser tan sensible...

Ese vaquero no es la excepción. Personalmente, soy un fan de John Ford, a quien debemos los más bellos wésterns americanos que hoy son grandes clásicos. ¿Sus héroes? ¡Son como Lucky Luke! Solitarios y sensibles, presas de sus dudas y de sus contradicciones, que hacen de ellos auténticos héroes, a la vez duros y tiernos, generosos y ardientes, animados por el sentido de la justicia, a la escucha de señales que nadie más que ellos perciben, dotados de la ligereza que les confiere la convicción de no ser todopoderosos. Capaces de decir «tengo miedo», de revelar su vulnerabilidad allí donde los vaqueros tienen por regla no sentir ninguna emoción. La fuerza de John Ford es sin duda haber logrado plasmar la verdadera hipersensibilidad...

Lucky Luke puede ser para ti una fuente de inspiración. Vives una experiencia desagradable en el espacio donde trabajas, o en la fiesta a la que no te has atrevido a decir que no. Ese lugar y esa gente te confirman la impresión de que no hay un sitio para ti en la Tierra, ya que todo el mundo parece actuar normalmente, menos tú. Te dejas embargar por sensaciones, por emociones que no sabes nombrar, te sientes atrapado, no le ves salida a esa situación. Intentas ser lo que no eres y eso te paraliza. Te asfixias y eso te hace sentir culpable.

Tómate el tiempo de mirarte al espejo tal como eres, con tu hipersensibilidad. Deshazte del fardo de la culpabilidad y saca fuerzas de lo que sientes. Jugando al juego social que te irrita, pero sabiendo preservarte y protegerte, relativizarás esa experiencia desagradable. Estarás vivo porque eres de verdad. Y un día, tal vez tú y yo alcancemos la ligereza de Lucky Luke. Estoy convencido de que no es el simple fantasma de un cómic.

Puntos clave

- La hipersensibilidad se manifiesta en una humanidad muy profunda, que es la mejor manera de asumir las contradicciones de la existencia.
- El heroísmo no consiste en ahogar la propia hipersensibilidad, sino en reconocerla plenamente. Desarrollando sus «antenas», el hipersensible está mucho más conectado con la realidad.
- Mediante el uso de todos los activos de su hipersensibilidad, es como podrá mostrarse como un héroe.

Ejercicio

¡Sé como Lucky Luke!

En cualquier situación, tanto si se trata de mediar en un conflicto como de solucionar un caso complejo, no te precipites, apóyate en tu hipersensibilidad.

Despliega tus «antenas», tómate el tiempo de identificar las señales que forman esa situación y «siéntela» antes de actuar.

Problemas que creías irresolubles tienen solución. Y tú sabes captarla.

Capítulo 5

LA ACEPTACIÓN

Decir sí a la propia hipersensibilidad no es un acto aislado, sino el camino de toda una vida

La hipersensibilidad es como la homosexualidad: no se cura porque no es una enfermedad. Tampoco es una anomalía ni una tara. Al contrario, se puede vivir en armonía con ella, descubrir sus beneficios y hasta tener ganas de desarrollarla. Porque es una suerte cuando uno sabe abordarla de manera inteligente.

Me explico. Un pingüino no puede ser feliz en el desierto: haga lo que haga, nunca será un dromedario. Ocurre lo mismo con un hipersensible, con una persona demasiado alta, demasiado baja, con un calvo: puede intentar maquillar, engañar, hacer trampas, pero uno no cambia su naturaleza. Un pingüino siempre será un pingüino. Esta es una muy buena noticia: posee las cualidades necesarias para realizarse y ser feliz..., a condición de que se acepte como lo que es: un pingüino. Esta regla se aplica a todos nosotros porque todos tenemos, afortunadamente, algo de pingüino: somos singulares.

Sin embargo, nuestra singularidad, sea la que sea, nos desagrada. Y más cuando se trata de la hipersensibilidad. Tenemos la extraña ilusión de vivir en un universo normalizado del cual somos los únicos excluidos, y nuestra particularidad nos molesta tanto que preferimos eludirla, soslayarla, hacer como si no existiera. Pero esa solución no solo es mala, sino que es peligrosa. Renunciando a nuestra naturaleza profunda, nos enfrentamos al mundo desarmados, a riesgo de sobrevivir en él con un malestar que, a la larga, conduce a las depresiones y al síndrome del trabajador quemado o *burnout*.

Existe otra solución: el camino de la aceptación. Consiste en aceptarme, en apreciarme, en amarme como soy. No es tan largo ni tan arduo, y siempre tiene un final feliz. Porque la hipersensibilidad, como cualquiera de nuestras diferencias, es una suerte para quien se decide a abrazarla.

La primera etapa de este camino consiste en comprender esa singularidad, y por tanto en explorarla. ¿Qué me hace ser como soy? He iniciado este camino haciendo esta pregunta a los que me rodean, a mis allegados, a mis amigos, a mis colegas. ¿Cómo me ven? Estoy pertrechado para oír anécdotas, historias que desdramatizan mi experiencia, pero que no siempre son agradables de recordar. Algunas respuestas eran francamente irritantes: mi madre me veía como un niño caprichoso, una amiga me recordó situaciones en las que estaba demasiado serio, un colega se había fijado en mi propensión a sobrerreaccionar. Pero la mayoría de los relatos me sorprendieron muy positivamente.

En el fondo, me había preparado para que me hablasen de mis torpezas, de mi timidez, para que me reprochasen mis vacilaciones —a las que yo me refiero como «mi ineficacia»—, mi propensión a la soledad, que a veces raya en la misantropía. Pero, curiosamente, el personaje que me describieron era amable. Era aquel que, violando la ley tácita que hacía que se marginase a un compañero, fue el único que ostensiblemente le dirigió la palabra. El que encontró las frases adecuadas para dar el pésame a un amigo. El que no tiene talento para contar chistes hilarantes, pero sabe introducir poesía para aligerar un ambiente cargado, el que ha desarrollado una empatía que lo hace aún más agradable y necesario que la compañera que sabe hacer reír. El que se toma el tiempo de escuchar, el que sabe amar, ayudar, defender y proteger. El que sabe crear e inventar.

Me miré en el espejo que me presentaban. ¿Ese era yo? Sentí ternura por aquel pingüino hipersensible, con sus defectos que no eran lo que yo creía conocer y sus cualidades que jamás había imaginado. Estaba agradablemente sorprendido, yo que siempre había hecho de mi persona un diagnóstico negativo y enclaustrante. Por primera vez, dejaba de sentirme culpable de ser lo que soy.

La continuación del camino fue abriéndose paso poco a poco. A medida que escuchaba aquellas historias, dejaba de denigrarme. Me aceptaba tanto más cuanto que por fin se daba un sentido al malestar que siempre había experimentado respecto a esos síntomas, esos fenómenos, esas vivencias que me mantenían apartado de los demás. Lo que yo era tenía un nombre: *hipersensibilidad*. Exceso de sensibilidad.

La aceptación cada vez más profunda de lo que soy provocó un vuelco en mi vida: una mañana, al llegar a una reunión, me di cuenta de que ya no intentaba parecerme a mis colegas ni tomarlos como modelo. Aquella reunión me angustiaba y no me sentí obligado a bromear al entrar en la habitación. Incluso me atreví a confesarles a dos de ellos que me dolía el estómago. Aquellas pocas palabras me procuraron un alivio indescriptible. Me sentí aún más liberado cuando ellos dos me hablaron de su propia angustia. Yo no la veía, pero sin embargo ya no era el único pingüino en la sala.

Aceptar la propia hipersensibilidad permite acometer la segunda etapa del camino, la más divertida, que consiste en descubrir el propio manual de instrucciones.

Me había declarado a mí mismo fóbico social por el tiempo que necesito para adaptarme a personas y a contextos nuevos. Tengo amigos que pueden llegar a una celebración o a un cóctel donde no conocen a nadie y ser inmediatamente los reyes de la fiesta. Yo, en primer lugar, dudaría si debía ir, y si iba, me quedaría aparte, como observador. No es porque sea orgulloso, no es porque sea miedoso ni tímido, es porque siento todo más intensamente. No puedo «mariposear».

Hoy sé que mi manual de instrucciones no me obliga necesariamente a evitar las fiestas y los cócteles, sino solo a prepararme para ellos. Por ejemplo, citándome allí con uno o dos amigos con quienes sé que podré tener una verdadera conversación. Estarán conmigo para ir al encuentro de nuevas personas y asumir el inevitable «mariposeo» que forma parte del juego social. Hasta empiezo a encontrarle una faceta divertida.

Día tras día, situación tras situación, el hipersensible se forja un GPS que le permite navegar por un mundo cuyos códigos le eran casi inaccesibles porque se negaba a aceptarse. Identifica sus límites, sus recursos, descubre en sí mismo una base. Cuando tiene que tirarse al agua, más que dejar que el miedo lo paralice, lo explora y lo transforma en juego. Entra en la experiencia en vez de negarla. Y así se le abren nuevos caminos que lo ayudan aún más a reconocerse y aceptarse. Se convierte en un pingüino que, al saberse pingüino pero al mismo tiempo humano, tiene la capacidad de vivir feliz en el Sáhara... con ciertas condiciones que no son extravagantes, sino adyuvantes. Descubre posibilidades de éxito que le son propias.

La aceptación –ahora estoy convencido de ello– es el único medio que tiene el hipersensible para sobrevivir. Es el fruto de un trabajo interior que puede asustar porque exige desnudarse, pero supone una victoria magistral.

Me preocupan aquellos que, consciente o inconscientemente, deciden privarse de ella. Prisioneros de la imagen que desearían dar de sí mismos, se desconectan de sus emociones, de su capacidad de empatía, de su propia intimidad, que les parece demasiado amenazadora. Se endurecen porque temen descubrirse, ser desenmascarados en su fragilidad, que sin embargo es inherente a la condición humana. No comprenden que la hipersensibilidad no priva de la racionalidad, sino que viene a completarla con la riqueza extraordinaria que está a su alcance. Ciegos a sí mismos, son incapaces de llevar a cabo el trabajo interior que nace de una verdadera lucidez.

Existe un camino para actuar de otra forma. A mí me ha servido de hilo conductor a lo largo de esta búsqueda. Sígueme: a veces es montañoso, pero no escarpado.

Puntos clave

- Recibir el regalo de la hipersensibilidad no basta: después, hay que saber integrarlo en la propia vida.
- La aceptación no consiste en bajar los brazos y simplemente consentir que las cosas sean como son. Es un largo camino, una exploración cotidiana, un «sí» que se repite cada día y en cada momento.
- Este trabajo no es una decisión intelectual, no consiste solo en «comprender». Es una aceptación profunda y exigente.

Ejercicio

Cada vez que te sientas extraño, fuera de lugar, distinto, inadaptado..., cada vez que vivas una experiencia desagradable, es el momento de aceptarlo y verlo como una señal de tu hipersensibilidad.

Reconócela, dile OK.

Entonces podrás pasar página a esa situación incómoda y dedicarte a otra cosa.

Capítulo 6

EL FALSO *SELF*

Tu caparazón no te protege. Al contrario, es un hándicap

Uno de los mayores peligros para el hipersensible –no me cansaré de repetirlo– no reside en su hipersensibilidad, sino en el hecho de rechazarla.

En la panoplia de mecanismos de defensa que empleamos, hay uno que es especialmente temible. Por un lado, porque se produce inconscientemente y, por otro, porque al principio la persona obtiene efectivamente un beneficio de él: se siente artificialmente protegida.

Es el mecanismo del falso *self*, un caparazón que se va construyendo poco a poco, según las circunstancias: en el patio de recreo, para que los niños no te hagan tanto daño con sus comentarios; en la adolescencia, para no ser rechazado; más tarde, para encontrar tu sitio en la sociedad sin arriesgarte a que te hieran. Gracias a este caparazón, esperas corresponder por fin a lo que te imaginas que son las expectativas de los demás. Pero, al cabo de los años, ya no eres más que ese caparazón. Te has perdido bajo el falso *self*, bajo el falso yo que has construido. Te aferras a él a pesar de todo, esperando que siga protegiéndote. Con el tiempo, puede cuartearse. Y también puede estallar brutalmente.

Es lo que le ocurrió a mi tía. Durante años, me aterrorizaba. No era mala, ni mucho menos, pero parecía tan severa con sus trajes de chaqueta, con su vida en la que todo estaba perfectamente ordenado y nada debía desentonar, con su éxito profesional, del que la familia estaba tan orgullosa... Se había acostumbrado a dirigir con mano de hierro, a controlar los más mínimos detalles, a responder, al menos eso creía, a todas las expectativas de sus allegados, de sus equipos, de sus amigos. Estaba sobreadaptada a este mundo, y eso era seguramente lo que me asustaba.

Tenía cincuenta y dos años cuando todo se derrumbó bruscamente. Una mañana, no se levantó de la cama. Primero hablaron de un ataque de fatiga, luego de una depresión ligada en parte al hecho de que sus hijos se habían ido de casa. De hecho, mi tía había sido víctima del *burnout* y tardó varios meses en recuperarse.

La volví a ver más de un año después de ese incidente. Se había reincorporado al trabajo, pero encontró tiempo para llamarme. Sabía que yo enseñaba meditación y deseaba pedirme consejo. Su llamada me sorprendió, su voz –que había cambiado– me asombró, y también sus palabras. Acepté su invitación a almorzar... pero con una aprensión enorme.

Llegó antes que yo al restaurante y, al acercarme a la mesa, me quedé dudando. De hecho, me costó reconocerla. Era otra. Menos rígida, más vivaracha, más despierta. Menos conformista.

La comida se prolongó... hasta la cena. Ella era una persona igual de comprometida, igual de íntegra, pero muchísimo más amable. Lloró, se rio, y yo lloré y me reí con ella. Aquel día descubrí a una mujer diferente. O mejor dicho, a la verdadera mujer que nadie, ni siquiera ella, había conocido jamás. «Yo era tan adaptable que en el fondo ya no sabía quién era. He vivido al lado de mi vida, nunca podía ser yo», me confesó apenas estuvimos sentados.

Mi tía había crecido en una época en que las mujeres, todavía más que hoy, debían demostrar algo para existir. A los treinta años, había creado su empresa y la había desarrollado sin dejar de ser una madre y una esposa modélica. Ambicionaba ser perfecta y se había construido tratando de estar siempre allí donde se la esperaba. Pero había organizado su universo de tal forma que la esperaban en todas partes. Por eso, el mundo se había transformado para ella en un monstruo devorador.

En realidad, no se había construido, sino que había levantado un caparazón a su alrededor. Una especie de armadura protectora detrás de la cual se había olvidado de sí misma. Había supuesto que correría riesgos si mostraba su verdadera personalidad, desvelando sus auténticos deseos, sus angustias, a veces sus miedos, su sensibilidad. En definitiva, su humanidad. Con su armadura, era inatacable. Pero esa armadura cada vez resultaba más pesada y su peso la agotaba. Su falso *self*, que durante un tiempo cumplió su papel de mecanismo de defensa, al final había podido con ella.

Todos llevamos un falso *self*: la vida social lo exige. Yo no soy el mismo en una reunión de trabajo donde me adapto a los códigos laborales que cuando voy a un concierto y me dejo llevar por la música.

El pediatra y psicoanalista británico Donald Winnicott, que elaboró el concepto de falso *self*, lo describe como una personalidad de gala dotada de una doble función. Por un lado, proteger al verdadero *self*, disimulándolo cuando corre algún «peligro». Por otro, proporcionarnos cierta adaptabilidad a las condiciones del entorno. Durante la reunión de trabajo, no expresaré espontáneamente todo lo que siento –por ejemplo, aburrimiento–, para evitar pasar por un patán inadaptado. Interpretaré, pues, mi papel, a la manera de los actores del antiguo teatro griego que llevaban una máscara, indicando así a los espectadores cuál era el personaje que encarnaban durante el tiempo que duraba la representación.

El problema, nos dice Winnicott, no es pues la existencia del falso *self* al lado del verdadero, sino la relación que se crea entre ambos. Cuando el dominio del primero se haga más fuerte, demasiado fuerte, el segundo tratará de pasar desapercibido, induciendo así un estado patológico. No desaparecerá, pero se agazapará, o incluso quedará reprimido, lo cual no deja de tener consecuencias.

El sujeto pasa entonces por una crisis de identidad. Está alienado y sufre.

Esta situación concierne muy especialmente a las personas hipersensibles que no se han reconocido ni aceptado. Su verdadero *self* les parece raro, inadaptado, demasiado frágil para ser amable. No tienen confianza ni en sí mismos ni en su entorno. Por temor a ser rechazadas, ocultan su verdadero *self* debajo de un caparazón, lo echan al olvido más absoluto para que no salga a la luz. Abandonan la posibilidad de ser amadas por lo que son, incluso llegan a no tener ya conciencia de lo que son.

Ahora bien, el verdadero *self* tiene el poder de crear. Cuando se lo ahoga, la opción que le queda es conformarse, imitar, plegarse a las expectativas de los demás, entrar en un molde demasiado pequeño, demasiado estrecho y demasiado oscuro. Abandonar lo propio de la hipersensibilidad: el despliegue. La singularidad ya no tiene derecho a existir. Las más mínimas asperezas de la persona son limadas por un papel impuesto que no le va. Ya nada es espontáneo ni natural, no hay ningún deseo propio que venga a despertar la vida. El individuo con armadura es como un actor griego que conserva la máscara de su personaje tras la representación, que interpreta el papel hasta el final de su vida. Al cabo de unos años, ni siquiera sabrá ya dónde reside su humanidad.

Aquella mañana en que no se levantó de la cama, mi tía lloró. Su falso *self* no lloraba jamás. Le daba vergüenza llorar. Ella no se explicaba la sensación de alivio que le proporcionaba llorar, pese a estar agotada. Se pasó varios días y varias noches llorando. Según me dijo, sentía que se estaba disolviendo. Su falso *self* se disolvía. Luego trató de entender su malestar y, sin darse cuenta, empezó a visitar su jardín interior, del cual solo conocía el muro que lo rodeaba.

Clavada en el fondo de la cama, se dio cuenta de su conformismo, de su miedo a ser rechazada, abandonada, incomprendida, de su necesidad vital de ser amada, que la llevaba siempre a «hacerlo todo demasiado bien» y, por tanto, a controlarse. A medida que se exploraba, descubrió a un personaje que ella misma se había prohibido conocer. Vivía, entre lágrimas, un seísmo reparador. Encerrado en una oscuridad silenciosa, su verdadero *self* se había necrosado. Solo ansiaba resurgir y triunfar en medio de aquel estropicio.

Durante nuestro almuerzo, la vi llorar por primera vez delante de mí. Llorar delante de todos los que estaban sentados en aquel comedor. Se daba cuenta de que hasta entonces había vivido en un estado de pánico, con el miedo a que los demás descubrieran quién era realmente, con sus emociones, sus sentimientos, sus apetencias, sus necesidades, su vulnerabilidad, su fuerza, sus arranques, sus hartazgos, a veces. Pero sonreía a través de las lágrimas al decirme: «Soy normal, pero normal diferente».

Había dejado de hacer trampas... y su mundo no se había derrumbado. Hoy, mi tía sigue siendo una mujer educada, hábil y adaptada. Conoce las reglas sociales y las cumple. Pero esto no le impide asumir lo que siente, lo que experimenta. Como repite con frecuencia, ya no tiene la sensación de vivir al lado de su vida negando lo que es.

Gracias a su nueva audacia, a una creatividad recuperada, ha hecho crecer aún más su empresa. Y está encantada con la relación que ha tejido con sus hijos: ellos, que siempre se habían sentido apabullados por su perfección, ahora tienen una «verdadera» madre.

El caso de mi tía está lejos de ser excepcional. La mayoría de las personas que son rehenes de un falso *self* desarrollan el síndrome de Estocolmo: les aterra perder a su secuestrador, temen sentirse perdidas, no saber cómo actuar, cómo reaccionar, qué decisiones tomar. Temen no ser aceptadas porque eso es incómodo y desagradable, y entonces parece más cómodo decir lo que «toca» y hacer lo que «toca», desempeñar un papel que no tiene nada que ver con lo que les apetece decir y hacer, con lo que consideran justo.

También tienen miedo a sentirse heridas, ese miedo que disimulamos con la cólera y la agresividad características del falso *self*. Regañamos a nuestro hijo en vez de decirle que nos hemos asustado porque llegaba tarde, que lo queremos y que hemos temido perderlo.

Esta lógica es una peligrosa ilusión. No te derrumbarás por ser tú mismo; al contrario, cuando sales del miedo, encuentras en ti una fuerza inesperada, la fuerza de la confianza. Cuando te deshaces de esa vieja armadura pesada y oxidada que te ha impedido moverte y avanzar, descubres la felicidad de bailar, de correr, de nadar.

Ser uno mismo es una aventura extraordinaria...

Puntos clave

- El falso *self* es un mecanismo psicológico, un caparazón que nos construimos para protegernos.
- En un primer momento, puede desempeñar efectivamente un papel protector. Pero su beneficio es a la vez ilusorio y paralizante.
- Nos persuadimos de que, sin el falso *self*, correríamos peligro. En realidad, él es el peligro: con el tiempo, esa armadura se oxida y se vuelve pesada, impidiéndonos movernos y avanzar.
- Deshacerse del falso *self* antes de que explote es un acto de confianza que es necesario asumir. El miedo es legítimo, pero la magia de la vida hace que, en realidad, sin armadura podamos caminar mejor.

Ejercicio

Siéntate un momento y tómate el tiempo de sentirte perdido, afectado y vulnerable.

Imaginas que el hecho de tomar conciencia de ello te resultará insoportable.

Sin embargo, descubrirás que dejar de huir de lo que sientes es un alivio inmenso.

También descubrirás que existe un camino para dejar de fingir.

Un camino que tratas desesperadamente de evitar, con el riesgo de perderte aún más.

No vayas más lejos: esta toma de conciencia ya constituye un paso importantísimo.

Capítulo 7

EN CARNE VIVA

Con su temperamento burbujeante, potente, abierto y vivaracho, el hipersensible es un enigma que la historia de Occidente siempre se ha planteado

A lo largo de mi estudio, me ha llamado la atención la abundancia de vocabulario que desde hace dos mil quinientos años empleamos en Occidente para designar a las personas hipersensibles, soslayando esa denominación. Un fenómeno que dice mucho de cómo ha evolucionado la percepción social de la hipersensibilidad. Actualmente hay una expresión que se repite: *en carne viva*.

Yo he sido durante mucho tiempo un ser sin escudo, sin filtro ni protección frente al mundo exterior. Un ser en carne viva para quien el más pequeño incidente significaba un impacto frontal, capaz de sentir un júbilo intenso, una subida de la adrenalina por una palabra, de conmoverse afectivamente, cognitivamente, sensiblemente y emocionalmente por una idea. Ya adulto, creí construirme una segunda piel a falta de un caparazón. Sin embargo, seguí sintiéndome como una langosta metida en agua hirviendo. Eso fue antes de tomar conciencia de mi hipersensibilidad.

En carne viva no es una mala descripción: esta expresión da forma a una experiencia que todos los hipersensibles viven. Pero es imperfecta porque se limita a una visión restringida y unilateral de un fenómeno mucho más amplio. Para describir una mesa, puedo decir que tiene cuatro patas, lo cual es cierto, pero no basta: ¿es grande, pequeña, de madera, de metal, redonda, cuadrada?

Asimismo, es cierto que el hipersensible se ve fácilmente afectado por la realidad del mundo exterior: cualquier murmullo o el acontecimiento más anodino pueden tener en él un impacto considerable. Pero si se ve directamente afectado no es solo porque esté en carne viva, lo que significaría que está herido, que ha sido sometido a un suplicio. Es más bien que ha desarrollado en exceso aquello que lo abre al mundo, aquello que lo conecta plenamente con la realidad, amoldándose a ella; es decir, permanece en estrecho contacto con todo lo que la constituye.

Una hambruna, una guerra, una catástrofe natural en un país lejano no son para él una información abstracta: el hipersensible siente el sufrimiento humano que conllevan y sufre sinceramente. La felicidad de un amigo lo alegra con la misma sinceridad. Dispone de una cualidad poco frecuente: la hiperempatía. El hecho de poseer esa inteligencia de la sensibilidad, que es la verdad de la inteligencia, lo coloca en un cuerpo a cuerpo con el mundo, en una relación de comprensión singular de lo que representa.

El hipersensible tiene la suerte de estar en carne viva, de no vivir en su burbuja y de abrirse a toda clase de relaciones constructivas y vivificadoras. Tiene la suerte de «verlo» todo, y eso le da la capacidad para comprender, la fuerza para rebelarse, la energía para denunciar las injusticias, pero también para encontrar otras vías allí donde los demás solamente ven un camino principal.

A una amiga mía le sucedió lo siguiente. ¿Sabrá alguna vez por qué rechazó el diagnóstico de un médico y el tratamiento que le prescribió a su hija, que no se encontraba bien y cuya salud ella veía deteriorarse? Sin haber cursado estudios de Medicina, ella sentía, según me dijo, que «algo no cuadraba». Experimentaba un profundo malestar y movió cielo y tierra para obtener rápidamente otra cita con otro especialista. Efectivamente, el primer diagnóstico se había hecho precipitadamente, sin tener en cuenta todos los síntomas. Por su juicio de la situación, esta mujer *en carne viva* había salvado a su hija. Desde que me contó su historia, la palabra *viva* me basta. Un hipersensible es ante todo una *persona viva.*

En carne viva es una expresión demasiado restrictiva; el fenómeno es mucho más amplio. A comienzos del siglo XX, al hipersensible se lo calificaba de *nervioso*, de persona que tiene los nervios a flor de piel. Bergson contribuyó a popularizar esta expresión: en su magistral *Materia y memoria*, desarrolla una teoría del sistema nervioso. Su función, dice, es triple. Primero, consiste en recibir estímulos (el primer diagnóstico del que mi amiga dudó), luego en preparar en el organismo los aparatos motores que reaccionan a esos estímulos (mi amiga decidió buscar una segunda opinión), y finalmente en movilizar el mayor número posible de «aparatos» para responder (ella empleó su inteligencia, sus emociones y sus relaciones para encontrar a otro especialista y obtener una cita). Cuanto más desarrollado está el sistema nervioso, más capacidad tiene de recibir estímulos débiles y ponerlos en relación con un mayor número de «aparatos motores» cada vez más complejos: «Así aumenta la latitud que deja a nuestra acción, y en eso justamente consiste su perfección creciente».

El *nervioso* bergsoniano no está muy lejos del *en carne viva* contemporáneo, pues gracias a su sensibilidad tiene la facultad de ver, comprender y relacionar lo que a otros, menos sensibles, se les escapa. Es también el nervioso maravillosamente descrito por Proust en las que siguen siendo algunas de las frases más bellas sobre la hipersensibilidad:

> Soportad que os tachen de nerviosa. Pertenecéis a esa familia magnífica y lamentable que es la sal de la tierra. Todo lo grande que conocemos nos viene de los nerviosos. Son ellos y no otros los que han fundado las religiones y compuesto las obras maestras. El mundo no

> sabrá nunca todo lo que les debe, y sobre todo lo que ellos han sufrido para dárselo. Disfrutamos de las músicas más delicadas, de los cuadros más bellos, de mil exquisiteces, pero no sabemos lo que a sus inventores les han costado en insomnios, llantos, risas espasmódicas, urticarias, asmas, epilepsias, en una angustia de morir que es peor que todo lo demás.

De hecho, nada excepcional se crea sin salirse del marco y la zona de confort. Sin utilizar el poder de la hipersensibilidad, que supera en posibilidades todo lo que la razón, la lógica y las frías teorías nos pueden ofrecer.

Mucho antes de ser llamados *nerviosos*, y hasta el siglo XVIII, los hipersensibles fueron denominados *melancólicos*. Evidentemente, no hay que tomar esta palabra en el sentido en que la empleamos hoy, asociándola con tristeza y depresión. Se usaba en referencia a la teoría griega de los cuatro humores, que fue la base de la medicina antigua, según la cual cada humor tenía sus propias enfermedades y sus terapias asociadas.

Según esa teoría, el melancólico está bajo el influjo de la bilis negra, que segrega en exceso. Es sensible y emotivo, a veces extremadamente susceptible, a la vez que meticuloso y compasivo. En ciertos momentos se muestra inhibido; en otros, extremadamente excitado.

Aristóteles estaba fascinado por los melancólicos, de los que hizo un retrato en el que muchos hipersensibles se reconocerán: «A causa de la violencia de sus sensaciones, alcanzan fácilmente el objetivo, como si tirasen de lejos. Y a causa de su movilidad, se imaginan rápidamente lo que vendrá después [...]. Los melancólicos encadenan ellos mismos los hechos unos a otros, empujando hacia delante». Están dotados, dice, de una intuición «genial», son vivos, rápidos e imaginativos. Describe su manera de estar al acecho, su inquietud, que los obliga a pensar más, a crear más, a ser heroicos y a cambiar el mundo. En una palabra, son los hermanos mayores de los nerviosos de Bergson y de Proust.

En *Problemas*, Aristóteles explica maravillosamente la melancolía basándose en una comparación audaz: los bebedores de vino. «El vino tomado en gran cantidad parece poner a la gente en el mismo estado en que decimos que se encuentran aquellos en quienes predomina la bilis negra. Y cuando se bebe, produce una gran variedad de sentimientos. Hace a los hombres irascibles, bondadosos, misericordiosos, descarados. Al contrario, la leche, la miel, el agua y otras bebidas no tienen un efecto comparable. Podemos convencernos de que el vino produce toda clase de sentimientos viendo cómo modifica poco a poco el comportamiento de los bebedores. Tomemos a personas en ayunas, son de temperamento frío y silencioso. Basta que beban un poco para que el vino les desate la lengua, y si toman más empiezan a hacer discursos y se muestran atrevidas. Si van más lejos, el vino desarrolla su ardor para la acción. Y si aún beben más, se ponen a insultar a la gente y luego pierden la razón.»

Entre los melancólicos, afirma Aristóteles, se recluta a los grandes de este mundo, «a los hombres que se han ilustrado en la filosofía, la política y las artes»: ellos son los únicos dotados de un poder que los lleva a perfeccionarse, los engrandece, los inspira y los impulsa a ir a la aventura. Cita a Hércules, Áyax, Lisandro, Empédocles, Platón, Sócrates y «muchos personajes célebres».

¿Tú eres *melancólico* en el sentido antiguo del término, estás *en carne viva*, como se dice hoy, te sientes inadecuado, equivocado, aparte, especial? ¿Y si para recuperar el poder que destaca Aristóteles aceptases sencillamente tu hipersensibilidad?

Autorízate a aceptar la ebriedad que provoca. Te da fuerzas y creatividad.

Puntos clave

- Desde Aristóteles, la historia del pensamiento y de la filosofía no ha dejado de interrogarse acerca del enigma que representa la hipersensibilidad, denominada a lo largo del tiempo de distintas maneras.
- Atravesados por el movimiento mismo de la vida, los hipersensibles están dotados de un poder que siempre ha fascinado.
- A un hipersensible, la vida puede parecerle incómoda, con su sucesión de altos que son muy altos y bajos que son muy bajos. En contacto directo con la realidad, siente todas sus palpitaciones. Este contacto directo con lo real es una oportunidad maravillosa. Por lo tanto, no es de extrañar que los mejores (políticos, deportistas, guerreros, escritores...) sean hipersensibles.

Ejercicio

Has adoptado la costumbre de vivir orientado hacia fuera: reaccionas a un comentario, a un estímulo, buscas las soluciones a tu alrededor.

¿Y si invirtieras ese movimiento para orientarte hacia ti mismo y mirases esa energía que hierve en ti?

La consideras una carga, le reprochas que se desborde. En realidad, no te invade, sino que te hace buscar la perfección. ¡Y no es lo mismo!

Relaciónate con ella, acéptala, confía en ella, hazte su amigo.

En el instante en que la reconozcas, te hablará. No te dejes desconcertar: es como un caballo fogoso.

No sirve de nada mirarla de lejos con miedo. Más vale domarla, aprender a galopar en ella.

Y partir a la aventura de tu propia vida.

Capítulo 8

LAS EMOCIONES

Cómo tomar una decisión realmente lógica y racional

El hipersensible ha aprendido a vivir desconfiando de sus emociones. Irrumpen en su vida a cada momento y tiene la impresión de que no lo dejan actuar correctamente. Y con razón: siguiendo a Descartes, nos han educado en la idea de que hay una separación estricta entre la razón, una creación pura de la inteligencia, y las emociones, que están conectadas con el cuerpo y perturban la razón impidiéndole desplegarse. Ahora bien, en el hipersensible esta separación es tenue; a veces, casi inexistente.

Desde la infancia me enseñaron que no hay que llorar, que no hay que enfadarse, que no hay que tener miedo ni dejarse paralizar por la angustia so pena de ser menos eficiente, menos «fuerte», menos adulto. «¡Piensa!», me decían, dando a entender que me dejaba guiar solamente por sensaciones primarias.

No se lo reprocho a mis padres: simplemente, como todo el mundo, hicieron suya la regla cartesiana según la cual hay que procurar dominar la irracionalidad de las pasiones que impiden pensar mediante la razón y la voluntad. En definitiva, que lo ideal sería ser frío como una culebra cuando se trata de tomar buenas decisiones. Es decir, siempre. Y, puesto que a pesar de todo seguimos siendo humanos, nos hemos inventado algunas vías de escape sin grandes consecuencias: las películas, los juegos, unos artificios inofensivos en los cuales se nos invita a derramar nuestro exceso de emociones para luego volver a pensar «lúcidamente».

¡Qué error garrafal al que nos hemos sometido durante siglos! Hemos tenido que esperar a comienzos de la década de 1990 y al coraje de algunos investigadores no convencionales para que apareciese un concepto que al principio escandalizó: el concepto de *inteligencia emocional*. La inteligencia del corazón.

Se trata de una inteligencia sutil. Apuesta por el enorme potencial de las emociones. No consiste ni en aceptarlas ni en rechazarlas sin más; consiste en escucharlas para distinguir en cada una lo que merece que mantengamos, lo que podríamos transformar, lo que sería bueno apaciguar, pues algunas emociones son falsas, igual que lo son ciertos razonamientos: existen miedos infundados, angustias que no tienen razón de ser, exaltaciones que la realidad se encarga pronto de atemperar. En cambio, hay otras que son verdaderas y que nos sirven de alerta. Si me siento incómodo con determinada persona o con determinada situación, sería estúpido barrer esa sensación sin intentar comprenderla.

La idea de la inteligencia emocional se vio reforzada por algunos descubrimientos en el campo de la neurología y la psicología que revelaron la aportación fundamental de las emociones a toda reflexión lógica, acabando así definitivamente con la distinción de Descartes.

Uno de los descubrimientos más espectaculares se lo debemos a un neuropsicólogo, António Damásio. En su laboratorio de California, dispone de aparatos de exploración por imagen muy sofisticados. Gracias a ellos, ha revelado la presencia en el cerebro de «marcadores somáticos», que son rastros impresos por nuestras experiencias, nuestras cóleras, nuestras conmociones, nuestras emociones. Lo que vivimos en el presente reactiva uno u otro de esos marcadores. Lo queramos o no, intervienen en nuestra toma de decisiones. Si evito pasar de noche por un callejón oscuro, no es únicamente porque lo haya pensado, ¡sino porque unos marcadores emocionales me han alertado de los peligros potenciales!

Casi treinta años de investigaciones permiten a Damásio afirmar que el trabajo principal de la «inteligencia» consiste en cartografiar constantemente nuestras sensaciones más nimias y sacar de ello un modelo de nosotros mismos y un modelo del mundo. No existe ninguna información, dice Damásio, que llegue «sin sentimientos» hasta el sistema nervioso central.

Nuestras emociones son, pues, una modalidad esencial de nuestra relación con el mundo. Si tengo que tomar una decisión lógica, racional, es mucho más interesante para mí apoyarme en ellas, pues me aportan informaciones que pueden ser valiosas si soy capaz de discernirlas.

He hablado de esto con banqueros. Para estudiar una solicitud de préstamo, introducen en su ordenador unas cifras que, calculando las capacidades de reembolso del cliente, evalúan la conveniencia del préstamo. Sin embargo, este resultado bruto se modula generalmente mediante una intervención humana, y así resulta más ajustado. Mis interlocutores empiezan nuestra conversación calificando su intervención de «lógica», ya que se basa en una evaluación más amplia de la situación de quien solicita el préstamo. Cuando insisto para que precisen más sus argumentos, sustituyen a veces la palabra *lógica* por términos menos convencionales en su universo, como *sensación* o *intuición*. No van en contra de la razón, pero la alimentan, la iluminan y la apoyan. Son en cierto modo emociones que no solo tienen el «derecho de ser», sino también su utilidad.

La filósofa y profesora de Derecho estadounidense Martha Nussbaum ha escudriñado los argumentos según los cuales las emociones serían unas fuerzas ciegas, animales, que alteran el juicio y, por consiguiente, deberían ser totalmente apartadas en la deliberación de un jurado. Este es el caso en las instrucciones que se les dan a los miembros de los jurados californianos, estipulando que han de procurar «no dejarse influir por simples sentimientos, por coyunturas, simpatía, pasión, prejuicio, opinión pública o sentimiento público». Semejante mandato, dice, solo traduce una fantasía de invulnerabilidad que es una negación objetiva de nuestra humanidad. ¡Afortunadamente, los jurados no condenarán de la misma manera, exclusivamente según las reglas de la lógica, a una mujer víctima de la violencia que ha matado a su marido que a un ladrón o a un asesino en serie que ha actuado a sangre fría!

En lugar de luchar inútilmente contra las emociones, Martha Nussbaum aboga por una educación moral para la simpatía, a fin de acompañar con lucidez una justicia democrática y, en términos más generales, el funcionamiento de una sociedad más justa, de un mundo más humano en el que estemos relacionados los unos con los otros y vivamos en codependencia, la cual es el signo de una verdadera comunidad. Si prescindo de mis emociones, estoy prescindiendo de la realidad del mundo y, por lo tanto, soy incapaz de tomar una buena decisión para mí, para mi grupo y para la sociedad. Y esto, obviamente, resulta muy preocupante.

Sin embargo, para mí —como para todos los hipersensibles—, la cuestión es saber qué hacer con el exceso de emociones que nos embarga hasta el punto —soy consciente de ello— de convertirnos en socialmente incompatibles. La solución, como hemos visto, no consiste ni en reprimirlas ni en expresarlas tal cual. Una emoción está hecha para ser atendida, explorada, escuchada en lo que tiene que decirme, de modo que yo pueda trabar con ella una relación inteligente y adulta.

Un amigo me ha ofendido, estoy enfadado, ya no quiero hablar con él. Voy a dedicar un tiempo a examinar lo que estoy viviendo. ¿Cuál era la intención de ese amigo? Al responder a esta pregunta, constato que no me ha atacado deliberadamente, sino que mi hipersensibilidad ha sobreinterpretado sus palabras. Mi enfado no es necesariamente justo: como todas las emociones, no es una prueba de la verdad, pero tampoco una prueba de la mentira.

Existen varios métodos para «examinar las emociones». He seleccionado y experimentado cuatro de ellos. Aplico uno u otro según las diferentes situaciones que se me presentan.

MÉTODO 1: EL ESPECTADOR IMPARCIAL

He tomado prestado este método del filósofo ilustrado Adam Smith, conocido por haber sido también un gran economista. Cuando siento que llega una emoción, antes de que me embargue, me posiciono como un espectador que asiste a la escena, sin sacar conclusiones precipitadas. Contemplo lo que pasa de manera imparcial, a distancia. Retomemos el ejemplo anterior del amigo que me ha ofendido. El espectador imparcial constatará tal vez que ese amigo no ha tenido mala intención, sino que simplemente ha sido torpe. En este caso, mi enfado no ha sido fiable. Pero también puede ver que mi enfado está justificado. Ya he tomado la suficiente perspectiva para adoptar las decisiones que me parezcan adecuadas.

MÉTODO 2: EXAMINAR LA EMOCIÓN

He aprendido este método de mis maestros de meditación. Estoy enfadado, me paro un momento, cierro los ojos y me centro en la experiencia corporal de la emoción. ¿Mi enfado está en la garganta, en el vientre? Le doy una forma, un color. Lo examino de manera diferente. Uno de mis amigos cruzaba la ciudad en bicicleta junto con su hijo cuando este último tomó una curva sin mirar primero a su alrededor. La reacción de mi amigo fue instantánea: le dio una bofetada al adolescente. Se avergonzó de su gesto y su hijo se mostró ofendido. Meditando, mi amigo examinó su enfado.

Vio que detrás de él se ocultaba el miedo. Tuvo miedo por su hijo, pero, en vez de decírselo, le dio una bofetada. No reconoció su miedo y se transformó en enfado. Descubrió el tesoro de ternura que había en él. Fue una gran lección. Si la examino, mi emoción no me dominará: al contrario, me siento dominado porque no sé lo que la emoción me está diciendo. Entrar en relación con lo que siento es muy liberador: una vez que ha sido reconocida, la emoción se apacigua.

MÉTODO 3: PONER LOS MALES EN PALABRAS

¡Escribe! Coge un papel y, sin emitir ningún juicio, apunta lo que te pasa por el corazón. Pon palabras a tu emoción, a lo que sientes, a lo que experimentas, en bruto. Explora tu experiencia. Enseguida introducirás espacio y distancia con lo que sientes. Formular te obliga a examinar, a comprender, a explorar. Permite lo que sientes, sin dejarte embargar. También puedes escribirte una carta o un correo electrónico. Verás que luego pasas a otra cosa: ya no serás prisionero de esa emoción, aunque subsista, aunque sea verdad. Este distanciamiento es una etapa esencial para la inteligencia de las emociones.

MÉTODO 4: PONERSE EN EL LUGAR DEL OTRO

Durante la reunión del departamento, una colega ha dejado que estallase su enfado contra mí. Me crucé con ella esta mañana al llegar, y ya estaba a flor de piel. Más que enfadarme con ella, detestarla y darle vueltas al tema, trato de ponerme en su lugar. Conozco su temperamento eruptivo. La he oído contar los problemas que tiene con su familia. Comprendo que ese enfado no iba dirigido contra mí, aunque sea yo quien lo ha recibido: gritaba por sus hijos, sus contrariedades, su vida. Su enfado no ha sido aceptable y se lo diré. Me ha ofendido y encajo la emoción que siento, pero no soy su prisionero. Soy libre respecto a ella. No le daré más vueltas, y además estoy lo suficientemente tranquilo como para recordarle de vez en cuando que sus ataques de rabia acaban volviéndose contra ella.

Puntos clave

- La teoría cartesiana que opone las emociones a la razón y que durante mucho tiempo nos ha tenido confundidos hoy ha quedado barrida por nuevos descubrimientos neurocientíficos.
- La inteligencia emocional no consiste ni en aceptar las propias emociones ni en rechazarlas, sino en considerar que tienen un potencial valioso que merece ser reconocido y explorado.
- Esta inteligencia es crucial para los hipersensibles, y eso es algo que se aprende.
- Existen, asimismo, varios métodos gracias a los cuales podemos entrenarnos para explorar nuestras emociones y paladear su sabiduría.

Ejercicio

Si algunas personas hipersensibles se lamentan de que sus emociones las embargan, otras han conseguido, recurriendo al falso *self*, prescindir totalmente de ellas. Y sufren por haber perdido el acceso a su corazón.

Esas emociones no han desaparecido: existen y aún están ahí, aunque estén bien ocultas. En ambos casos, la mejor manera de tener una relación tranquila con las propias emociones consiste en pasar por la experiencia del cuerpo.

Escucha tu cuerpo, tómate en serio esos signos que indican una emoción: tu corazón late un poco más deprisa, te sonrojas, tus manos se quedan frías, sientes un nudo en la garganta.

Averigua con qué se corresponden esos signos en tu caso.

Al interrogarte, descubrirás una conmoción, una angustia, una alegría.

Cultívalos para conectarte con tus emociones. Son esenciales para ti.

Capítulo 9

EL CEREBRO

La hipersensibilidad no es solo un tema de psicología: está escrita en nuestro cuerpo

Francis Taulelle es un investigador en fisicoquímica de materiales, especialista en resonancia magnética nuclear en el Institut Lavoisier de Versalles. Es un experto mundial en su campo que, aunque en apariencia está dedicado al estudio de la materia, se ha interesado por los estados de trance y, más ampliamente, por la hipersensibilidad.

Nunca emplea esta palabra sola: me dice que nadie es hipersensible absoluto, es decir, hipersensible a todo. Cada cual tiene una sensibilidad más o menos fina hacia uno o varios elementos: el ruido, el tacto, el gusto...

Para explicar las variaciones individuales en el grado de sensibilidad, Taulelle parte de un ejemplo que la mayoría de nosotros hemos vivido: la percepción de los colores. Un cuadrado rojo vivo es percibido como rojo por todo el mundo. Si diluimos progresivamente el color con blanco, llegará un momento en que la mayoría ya solo verá un cuadrado blanco; algunos, sin embargo, seguirán viéndolo rojo. La sensibilidad a los colores también puede referirse a la percepción de la resolución: algunos son capaces de distinguir diferentes matices de rojo allí donde la mayoría «solamente» ve rojo.

Esta hipersensibilidad se trabaja. Se aprende, con entrenamiento, a afinar la vista, el olfato y el oído: las «narices» de la perfumería, hipersensibles a los olores, o los enólogos, hipersensibles a los sabores, son perfectos ejemplos de ello. A medida que progresan en ese aprendizaje, se crean nuevas sinapsis, es decir, conexiones neuronales. Francis Taulelle es categórico: este desarrollo neuronal es similar para todos los tipos de hipersensibilidad, incluida la emocional.

Hay un campo más extraño al que él lleva unos años dedicándose: la actividad del cerebro en relación con los estados que denominamos, equivocadamente sin duda, «estados de conciencia modificados». Según una idea muy extendida, utilizamos únicamente el 10 % de nuestras capacidades cerebrales. Sin embargo, según me cuenta, la actividad del cerebro se puede medir fácilmente con aparatos como los electroencefalogramas, y por paradójico que pueda parecer, utilizamos del 80 % al 90 % de las capacidades de nuestro cerebro cuando estamos despiertos... y el cien por cien durante ciertas fases del sueño.

Francis Taulelle se ha preguntado por ese enigma antes de hallar la clave: el 90 % de nuestros circuitos cerebrales, me dice, son subconscientes. Los más conocidos son los circuitos simpático y parasimpático, que funcionan en modo autónomo para activar la circulación sanguínea, la digestión y la respiración. Y existen más. Cuando estamos despiertos, la conciencia ordinaria se expresa de forma masiva para dominar la mayor parte de nuestras actividades: cuando como, conduzco o trabajo, sé lo que hago. Los circuitos subconscientes que no son vitales están entonces inhibidos para no entrar en conflicto con los circuitos de la conciencia ordinaria y permitir que nos concentremos en una acción. En cambio, cuando dormimos y la conciencia también está adormecida, pueden desplegarse para funcionar a pleno rendimiento. De ahí el cien por cien de la actividad cerebral que se manifiesta entonces.

Este mecanismo tiene un fundamento fisiológico: nuestro sistema nervioso funciona tratando de no verse obstaculizado por señales eléctricas que se opongan unas a otras –en filosofía, es lo que llamamos *contradicciones*, y en biología, *cortocircuitos*–. Si los sistemas subconscientes se ponen en régimen de latencia es para evitar estos fenómenos. Pero, a veces, el cerebro no lo logra de forma perfecta. Las señales se dispersan en todas direcciones, no pueden dominarse y ese estado se traduce en una crisis epiléptica. En menor grado, cuando hay algunas señales que chocan, aunque no lo hagan en exceso, se producen fenómenos de hipersensibilidad: percibimos lo que no se supone que debemos percibir.

En las personas hipersensibles, prosigue Francis Taulelle, la consciencia ordinaria es menos pesada, menos inhibidora que en las personas menos sensibles. Aunque estemos concentrados en una tarea, los circuitos subconscientes siguen al acecho de manera más o menos importante, y permiten afinar la percepción más allá de la tarea que estamos realizando.

Existen además ciertos estados que permiten disminuir la inhibición de los circuitos subconscientes, es decir, dejarlos despiertos. Crear una obra de arte, dar un paseo solitario por el bosque, pero también el LSD en microdosis o el estado de trance pueden abrirnos a un sentido de presencia sin que la consciencia esté en primer plano. La atención es menor, más difusa, está como ingrávida. No es un acto de voluntad, que es una sobreactivación de la consciencia ordinaria, sino la puesta en marcha de lo que nuestro investigador llama un *guion de observación:* consiste en poner suficiente atención en la consciencia ordinaria para que no se oponga a los circuitos subconscientes, sino que los mire.

Todos tenemos, me dice, la capacidad de conocer ese estado, de desinhibir nuestros circuitos subconscientes cuando estamos despiertos, pero la mayoría de nosotros decidimos inhibirlos. En otras palabras, todos tenemos el poder de ser hipersensibles, pero preferimos concentrarnos únicamente en la actividad de nuestra consciencia ordinaria.

La imagen por resonancia magnética (IRM), que utiliza un campo magnético y ondas de radio, ha permitido grandes avances en la exploración de nuestro cuerpo, también de nuestro cerebro. Gracias a ella, afirma el investigador, sabemos que en el conjunto de nuestro organismo existen unos «receptores de emociones», localizados en las membranas de ciertas células. Estos receptores reaccionan a las emociones y provocan mecánicamente una modificación de la célula: «Meten lo psíquico en el cuerpo». Esta sería la vía, entre otras, por las que un *shock* emocional desencadena una desregulación del organismo: cólicos, insomnios, y a veces graves enfermedades.

Sin tener la prueba concluyente que como buen científico exige, Francis Taulelle supone que en ciertos individuos los «receptores de emociones» podrían estar particularmente desarrollados o ser más numerosos. Se han hecho estudios con IRM y marcaje magnético para tratar de determinar de qué manera nuestro organismo es modulado por los neurotransmisores. Pero se topan con un escollo: la infinita complejidad de nuestros sistemas biológicos, en los que todas las cosas están acopladas las unas a las otras. «El efecto del movimiento del ala de una mariposa es la base de racionalidad –me dice con una sonrisa–, pero nuestra consciencia ordinaria tiende a separar las cosas unas de otras.»

¿Se logrará comprender algún día lo que, para él, es la clave del misterio de la hipersensibilidad? «Para ir más allá, deberíamos aumentar en casi un millón de veces la sensibilidad de nuestros aparatos. Por ahora, pensamos en aparatos entre diez mil y cincuenta mil veces más sensibles que los que poseemos. Entonces podríamos tener al menos unos primeros elementos de respuesta.»

Antes de despedirnos, le hago a Francis Taulelle una última pregunta que se me ha quedado en el tintero: ¿cómo es que a un especialista en fisicoquímica de materiales le ha dado por estudiar la hipersensibilidad y, en general, temas relacionados con la consciencia? «Me interesó mi propio caso. Hace unos años padecí una compresión de la médula espinal que me obligó a someterme a una cirugía importante. Desde esa operación, soy diferente. A veces, como los perros o los gatos, sé con varios minutos de antelación que mi esposa está volviendo a casa. Al principio, no daba crédito. Ahora, le preparo un té para que esté listo cuando ella abra la puerta. No soy un médium, pero tengo percepciones a distancia, *flashes*. A mí, que provengo de las ciencias puras, eso me parece raro: necesito comprender cómo ha nacido esa hipersensibilidad, qué circuito biológico se ha desinhibido en mis células, en mi sistema nervioso, en mi organismo, porque es evidente que todo nuestro cuerpo participa en la percepción de lo que nos rodea. Algunos cambios celulares ínfimos han sobredesarrollado mi sensibilidad. Pero ¿cuáles?»

Me recuerda que algunos fenómenos como la telepatía han sido objeto de estudios avanzados en grandes institutos, especialmente en la Universidad de Princeton, en Estados Unidos. Allí han demostrado que la biología de nuestro cuerpo es capaz de emitir y de recibir unas ondas que han podido medirse. «Esta capacidad pertenece al campo del subconsciente; el 99,9 % de nosotros ignoramos que la poseemos. Pero si uno se entrena todos los días, puede cultivarla. Yo soy testigo de ello, pero aún no puedo aportar ninguna auténtica demostración científica...»

Puntos clave

- Gracias a los progresos de las técnicas de imagen médica, la ciencia empieza a arrojar luz sobre las causas de la hipersensibilidad. Estamos solo al principio.
- Se ha producido un vuelco sorprendente: la hipersensibilidad aparece como el modo de funcionamiento normal de nuestro cerebro. La hiposensibilidad, por su parte, sería una restricción anormal de nuestras capacidades.
- El hipersensible, en una actividad normal, sabe utilizar de forma óptima las informaciones subconscientes sin que estas se vean aplastadas por la actividad simultánea de la consciencia.
- Ser plenamente «consciente» supone una restricción de la existencia humana y del espacio vital.

Ejercicio

Aprende a poner tu consciencia entre paréntesis.

Cuando comes, no restrinjas tu mente al plato que tienes delante, al contrario: libérate de tu consciencia para descubrir un universo inesperado, autorízate a navegar, a entrar en relación con tus intuiciones, con los recuerdos que afloran, con tus emociones y tu imaginación.

Déjate llevar e invadir.

Tu comida se vuelve mágica porque le insuflas la vida que hay en ti.

¡Comamos con hipersensibilidad, y no con plena consciencia!

Capítulo 10

LA BRUJA

El hipersensible es un ser extralúcido cuyo saber intuitivo a menudo ha inspirado miedo

A lo largo de la historia, la condena social que suponía la hipersensibilidad ha adoptado formas temibles y ha llegado a la represión.

Y es que el hipersensible es inquietante. Siente demasiado, sabe demasiado, capta demasiado, se interesa por demasiadas cosas. Su saber intuitivo, vivo, desborda el marco convencional y académico. Se comprende fácilmente que pueda representar una amenaza para el orden social cuando este se rige por unas normas inflexibles que no deben ser puestas en cuestión. El hipersensible es libre.

Hubo una época en que su sensibilidad lo llevaba a la hoguera. Sigue siendo el caso en algunos países donde las personas denominadas hechiceros y hechiceras son víctimas de venganzas. No hace tanto tiempo, en Occidente también era así...

Por haberse dedicado al tema, el historiador Jules Michelet también fue víctima de ello. Ocurrió en el año 1862. Él ya era autor de una obra importante y se disponía a publicar un nuevo libro titulado *La bruja*. Pero el día antes de que el libro se pusiera a la venta, su editor, de la casa Hachette, se asustó: todos los ejemplares fueron destruidos. Solo uno se salvó, y hoy está en la Biblioteca Nacional de Francia.

Otro editor parisino, Dentu, aceptó el reto a condición de que se expurgaran algunos pasajes. Los nueve mil primeros ejemplares se vendieron rapidísimamente, pero estalló el escándalo: las autoridades francesas prohibieron su venta, Roma la puso en el índice de obras prohibidas y el historiador perdió su cátedra en el Collège de France.

Y es que Jules Michelet había escrito una oda a las brujas, y, a través de ellas, al don de la sensibilidad. No me resisto al placer de citarlo: «Nace hada –escribe–. Por el retorno regular de la exaltación, es sibila. Por el amor, maga. Por su finura, su malicia (con frecuencia fantástica y bienhechora), es bruja y echa suertes, o por lo menos adormece y engaña las enfermedades».

Michelet no ahorra las palabras más tiernas para describir a esta hipersensible: «Ciertos días es vidente; tiene las alas infinitas del deseo y del sueño. Para contar mejor el tiempo, observa el cielo. Pero no deja de tener a la tierra en su corazón. Baja los ojos sobre las amorosas flores; siendo joven y flor ella misma, tiene de las flores un conocimiento personal. Como mujer, les pide que curen a los que ella ama».

Jules Michelet tuvo la audacia de resucitar muchos periodos de la historia, recordando que hubo un tiempo en Occidente en el que las brujas y los brujos estaban integrados en la vida del pueblo. Su sensibilidad exacerbada, su receptividad a las vibraciones y a las intuiciones, los ponían en relación con una fuente de vida. Por su proximidad, por su simbiosis con la naturaleza, por su conocimiento de las plantas, eran curanderos. Michelet ve en ellos y en ellas a los precursores de la medicina.

Por otra parte, su sabiduría será una de las causas del rechazo que provocan. La desconfianza hacia ellos cristaliza en el Renacimiento, cuando la exploración del mundo pasa a manos de los científicos. Se crean universidades en las grandes ciudades de Occidente, se describen y clasifican las enfermedades, la cirugía conoce un auge fantástico, se inventan el microscopio y la imprenta, la ciencia pretende desmarcarse de los misterios o, en todo caso, intentar explicarlos. Todo eso favorece la creación de una casta de sabios que monopolizan el saber. Se instaura la racionalización con su visión binaria de la realidad, en blanco y negro, en bien o en mal.

Es el golpe de gracia para las brujas y los brujos, cuya hipersensibilidad permite percibir, entre el negro y el blanco, no solo todos los matices del gris, sino centenares de colores. Liberados por naturaleza de las categorías habituales del bien y del mal, los brujos y las brujas están dotados de un poder a veces positivo y otras veces negativo, a imagen de las divinidades antiguas que tenían las dos caras, a imagen de lo real en toda su complejidad. Esos personajes extraños desentonan en una sociedad que ahora pretende ser organizada y empieza a estandarizarse. Amenazan el equilibrio. Así empiezan a propagarse los primeros rumores sobre sus conexiones con el diablo.

Jules Michelet se muestra durísimo con la Iglesia, que ha librado una guerra sin cuartel contra esos personajes poco acomodaticios a los que odia por su hipersensibilidad, y a los que juzga, condena y quema en las hogueras de la Inquisición en el siglo XVII. Vale la pena recordar que el 30 % de los condenados por brujería fueron hombres. Es demasiado para la época: el historiador es condenado... por oscurantismo.

El rechazo de la bruja va acompañado, más ampliamente, por el rechazo a lo femenino, que erróneamente se asocia con la hipersensibilidad. Se construye un modelo masculino imaginario basado en la fuerza, la virilidad y la inteligencia. Todos los hombres son instados a imitar ese modelo bajo pena de ser excluidos, condenados por la sociedad y por las leyes. Por su parte, la mujer pierde todos sus derechos. Demasiado sensible y considerada, por lo tanto, débil, debe ser protegida, en primer lugar de sus propias emociones e intuiciones. Se la encierra en el llamado *modelo femenino* (es decir, en el hogar) como medio para domesticarla. A principios del siglo XX, incluso inventarán para ella una enfermedad que le es específica, la *histeria*, una palabra forjada a partir del término *útero*.

Hubo que esperar a la década de 1950 para que *La bruja* de Michelet saliera del olvido, en parte gracias a Roland Barthes. Filósofo y semiólogo –la semiología es una disciplina que se dedica al estudio de los signos–, Barthes se da cuenta de que el reconocimiento de las brujas es el del derecho a la sensibilidad que tanto necesitan nuestras sociedades. Se siente fascinado por Michelet, que en contra de todo el mundo aceptó sentirse conmovido, afectado e implicado por el tema. En *La bruja*, Barthes ve una historia de inteligencia y de compromiso. Y no se equivoca. La rehabilitación de *La bruja* sacudirá las conciencias. La gente se dará cuenta de que lo femenino que está en cada uno de nosotros tiene una relación verdadera con el mundo, y por tanto un poder sobre este, ya que es capaz de aprehenderlo, de comprenderlo. Se reconoce que la que habla con la naturaleza también es la que consuela, la que ayuda, la que cuida de los demás. La que, según escribía Michelet, «entrará en las ciencias y les aportará la dulzura y la humanidad, como una sonrisa de la naturaleza».

A pesar de esa toma de conciencia real, subsiste en nuestras sociedades cierta imposibilidad de pensar que la hipersensibilidad es una forma legítima y fecunda de estar en el mundo que habría que fomentar. Naturalmente, el imaginario colectivo ya no pretende quemar a los brujos y las brujas, pero considera más prudente mantenerlos aparte y, en el fondo, los desprecia. Les reserva, por ejemplo, los oficios vinculados a los cuidados, en los cuales trabajan esos hombres y sobre todo esas mujeres que nos asisten a nosotros, a nuestros hijos, a nuestros mayores, a nuestros enfermos, pero que están muy mal pagados y muy poco considerados. ¡De nuevo una ilusión! En realidad, y lo veremos en los capítulos siguientes, son desde siempre los hipersensibles los que hacen que el mundo funcione.

La rehabilitación de la bruja es la de nuestra propia relación con la hipersensibilidad, con una dimensión humana que afortunadamente rebasa lo femenino y nos afecta a todos. Mañana será la piedra angular de un cambio de paradigma sin el cual el mundo no podrá subsistir. La bruja y el hipersensible son los únicos que ostentan verdaderamente el poder de actuar, de crear, de avanzar, porque son los únicos capaces de escuchar, de ver, de sentir lo que los demás no escuchan, no ven y no sienten.

Acepta esa efervescencia en ti, esa preocupación por el otro, por el más débil, por esa extrañeza que constituye el corazón de la vida...

Puntos clave

- En Occidente, el juico al que fueron sometidos brujas y brujos fue también el juicio a la hipersensibilidad, que ponía en peligro el frío racionalismo, supuestamente lo único capaz de hacer avanzar a la humanidad por la vía del progreso, pero que en realidad se basa en el dogmatismo y en el miedo a cualquier alteridad.
- Estos personajes se caracterizan por ser activos en el campo de la sensibilidad: para ellos, el mundo presenta signos, ellos trabajan el mundo, se entienden con él.
- La rehabilitación de la figura de la bruja es también la de nuestra propia relación con la hipersensibilidad y, más en general, con nuestra humanidad.

Ejercicio

Deshazte de tu filtro mental y ten la audacia de conectar con una fuerza de la vida antigua, primitiva, profunda.

Existen para ello varios caminos y varios rituales, descubre los que más resuenan en ti.

Por ejemplo, observa la luna cada noche durante veintiocho días. Siente la energía que te dan sus diferentes fases: la luna llena, el cuarto creciente...

Poco a poco, ejercitándote, te volverás sensible al misterioso impacto del astro sobre nuestras vidas.

Camina descalzo sobre la hierba al amanecer. Entra en contacto con el rocío bajo tus pies. Siente cómo hacerlo te conecta con la tierra que te sostiene y te alimenta. Siente el renacer de la vida en tus pies, en tus piernas, en tu cuerpo, en tu mente.

Recoge algunas plantas: espino blanco, piñas, hinojo... Sal al encuentro de la riqueza y del poder del mundo vegetal, de sus múltiples efectos sobre nuestro estado de ánimo y nuestra salud.

Capítulo 11

PIENSO DEMASIADO

Por qué los hipersensibles necesitan poner orden en su mente

Pero ¿qué pasa en la cabeza de los hipersensibles? Mientras otros son capaces de concentrarse en una sola idea y «profundizar» en ella, los hipersensibles ya han pasado a la enésima, que a menudo contradice la primera, cuando no se la hace olvidar, o despierta nuevos pensamientos, nuevos deseos y nuevas cavilaciones. Este caos es muchas veces agotador, uno desearía que se hiciera el silencio, pero cada palabra, cada gesto, cada reacción, cada decisión, cada interrogación son una nueva posibilidad, un nuevo abismo, una nueva ocasión para pensar más, sin ninguna restricción.

El funcionamiento de la mente hipersensible es peculiar. Es como en las mil y una noches, donde cada historia contada por Sherezade se encadena con la siguiente que, sin embargo, va en otra dirección, hacia otro universo y hacia un orden que desafía las reglas de la lógica ordinaria para atestiguar la efervescencia de una energía creativa inagotable.

Esta intensidad es exaltante, por supuesto. Pero también corre el riesgo de llevarnos a callejones sin salida. Un amigo mío me describe así lo que le cuesta organizar una cena en su casa: «Veo instantáneamente todo lo que tengo que hacer: decidir el menú, las compras, prever las bebidas, arreglar la casa, cocinar, poner la mesa, colocar a los comensales... El problema es que todo surge al mismo tiempo en mi cerebro y mi perfeccionismo hace que la magnitud de la tarea me provoque pánico: no podré con ello. Sobre todo porque, en cada acción, veo todas las posibilidades, todos los problemas que pueden surgir, sopeso todas las estrategias, cambio de opinión porque se me ocurre una idea mejor, estoy perdido, dudo, titubeo, no sé cómo ni por dónde avanzar. Me siento literalmente apabullado, paralizado por tanta intensidad. Muchas veces acabo renunciando y luego me lo reprocho. Le doy vueltas a esa renuncia, me provoca insomnios».

Conozco a muchas personas para las cuales la organización de una cena es coser y cantar. Saben de antemano cómo proceder y en qué orden. Su mente avanza como en un túnel, el de la extrema racionalidad, que ordena, clasifica y jerarquiza sin dejarse perturbar por pensamientos subsidiarios. No deja ningún pequeño intersticio por el cual pueda introducirse el caos. Pero un granito de arena puede obturar ese túnel que ignora la fantasía. Y entonces se produce la catástrofe porque, a fuerza de ordenar y planificar, la mente en forma de túnel ya no sabe gestionar lo imprevisto.

La mente sistematizada marchita las ideas. Pero la de las mil y una noches exagerada también comporta riesgos; el principal es perderse por el camino, empezar a dar vueltas y sumirse en cavilaciones. Y luego abandonar. Ni por pereza ni por procrastinación, sino por sumersión. Mientras no conoce su «manual de instrucciones», el hipersensible se encuentra privado de medios, es entusiasta, pero incapaz de llevar a término sus múltiples tareas. Cuando se repite, esta situación se traduce en ansiedad, en fatiga, en preocupación y, a la larga, conduce a una fragilidad dolorosa.

Muchos nos envidian por la efervescencia de nuevas ideas que caracteriza la mente de las mil y una noches de los hipersensibles. Es un bien muy valioso..., mientras no gastemos una energía extraordinaria intentando poner orden en esa multiplicidad. Porque es a la vez nuestra fuerza y nuestro punto débil: pensamos en todos los sentidos, pero queremos dar sentido a cada pensamiento, comprender el caos en nuestra mente y, más en general, entender lo que nos pasa.

Conocemos los consejos que se dan en esas situaciones: calmarse, poner la mente en blanco, intentar controlarse. Son inútiles, son malsanos. El hipersensible no puede poner la mente en blanco con un simple acto de la voluntad: constantemente surgen nuevas informaciones, se lanzan nuevas ideas que ponen en cuestión las soluciones que se habían considerado. A fuerza de querer calmarse, la persona hipersensible solo consigue girar más frenéticamente sobre sí misma.

Yo era así cuando no sabía nombrar lo que estaba viviendo. La trampa que me tendían, sin segundas intenciones, era el clásico «confía en lo que sientes». Esta sugerencia, pese a estar cargada de sentido común, me sumía en el desasosiego total: me pasaba horas preguntándome si mis intuiciones eran acertadas... y se me ocurrían más ideas, más pensamientos que me dejaban sin resuello.

La confianza se aprende con el tiempo; con todo, no es el primer paso que hay que dar para convivir armoniosamente con el planteamiento de las mil y una noches. No puedes huir de tu sensibilidad, y además ¿para qué? Es un don maravilloso. Tampoco puedes negar la experiencia que estás viviendo, que habita en ti, que está en ti sin ser tú, que te supera. También es la experiencia de la libertad, el estado más adecuado para negociar con la complejidad del mundo real.

Pero a veces, en lugar de viajar y sentirte libre, te parece que no puedes respirar. Yo he conocido esa sensación. Aunque no soy un gran admirador de Descartes, es en su *Discurso del método* donde he encontrado la solución. Una técnica que él imaginó basándose en la historia de unos viajeros perdidos en una jungla, como puedes estarlo tú en tus pensamientos. «No deben vagar dando vueltas ora hacia un lado, ora hacia el otro —escribe—, y menos aún detenerse en un lugar, sino caminar siempre lo más recto que puedan en una misma dirección. [...] Así por lo menos llegarán al fin a algún lugar donde probablemente estén mejor que en medio de la jungla.»

El hipersensible es parecido a esos viajeros. Asaltado por muchos pensamientos, quiere tomar todos los caminos a la vez, por temor a ignorar el camino «correcto», el que lo llevará a su destino. Tú también intentas encontrar todas las soluciones al mismo tiempo. Trata más bien de avanzar paso a paso, en una sola dirección. Es decir, pasa a la acción: es la única manera de no dar vueltas y más vueltas. No te dejes desviar por otros pensamientos que te asaltan: diles «hola» y deja que se vayan. ¿Organizas una cena y no sabes cómo hacerlo? Primero piensa solo en el menú y haz la lista de la compra. Luego te ocuparás del problema siguiente. Aplica esta técnica con un «método». En vez de dispersarte, persevera, traza un surco para llegar a alguna parte. Y no importa que no sea exactamente el destino que te habías fijado. Como dice Descartes, «esto fue capaz de librarme de todos los arrepentimientos y los remordimientos».

Una estrategia complementaria es hacer listas de las tareas que hay que realizar, es decir, trazar el camino que hay que seguir para salir de la jungla. Para mí, se ha convertido en un acto reflejo. Anoto todo lo que tengo que hacer, tal como se me ocurre, sin establecer prioridades. Procuro que la lista no sea demasiado larga, porque me perdería. Curiosamente, cuando he apuntado una tarea en la hoja, dejo de pensar en ella, o pienso mucho menos. El hecho de escribirla me deja la mente libre y no caigo en el riesgo de seguir dándole vueltas a lo mismo, que es lo que acecha al hipersensible. Luego, con la hoja al alcance de la vista, confío en algo que está trabajando dentro de mí. Dejo que me ponga tranquilamente en sintonía con cada una de las tareas. Llega un momento en que noto que estoy preparado, y lo que parecía insuperable o latoso se convierte en fácil, incluso en agradable. Es paradójico, lo sé. Pero, como todo hipersensible, logro hacer mejor aquello que tengo que hacer cuando dejo de ponerme presión y confío en mis capacidades.

Cuando tus pensamientos te invaden, no intentes detenerlos inmediatamente. Eso puede parecer paradójico, casi insensato, pero confía en los fuegos artificiales de tu mente de las mil y una noches, que es –por cierto– la piedra angular de los seminarios de creatividad, donde se pide a los participantes que se atrevan a imaginar, a viajar, a inventar, a asociar, para dar un nuevo impulso a un dosier, a un tema, a una problemática.

Toma nota de todo lo que se te ocurra sin juzgar. Es una bella muestra de confianza hacia lo que está trabajando dentro de ti. Tómate esos minutos que te darán una nueva perspectiva sobre la situación. ¡Y luego deja que suceda! Estarás entonces en la cúspide del trabajo. Después, ya solo te quedará subirte a la alfombra voladora, y esta te llevará a tu destino.

Puntos clave

- Una persona hipersensible piensa demasiado. Está dotada de la mente de las mil y una noches, que lo arrastra a toda clase de universos. Este viaje puede ser como unos fuegos artificiales, pero a veces resulta agotador y uno tiene la impresión de dar vueltas sin moverse del sitio.
- Si este es tu caso, asumir restricciones te proporcionará orden y claridad. No se trata de oponerte a tu mente de las mil y una noches, ni de intentar controlarla, sino de indicarle el camino.
- Hay dos métodos complementarios que te ayudan a poner orden en el desorden: la técnica metódica de Descartes y la de hacer listas con las tareas pendientes, que libera tu mente.

Ejercicio

No puedes confiar siempre en tu mente de las mil y una noches, y menos aún en tu alfombra voladora. Sin embargo, todas las personas creativas la envidian.

Aprende a desarrollarla; para ello, atrévete a sentarte con tu problema en tu alfombra y a poner entre paréntesis tu espíritu crítico. Deja que estallen los fuegos artificiales.

Si no lo consigues tú solo, trabaja en binomio: recurre a alguien que no necesariamente conozca el tema y que te haga las preguntas adecuadas, es decir, las más sencillas e ingenuas.

Dispérsate en todas las direcciones y anota lo que se te ocurra.

Ya pondrás orden en un segundo momento, y luego pasarás fácilmente a la acción.

Capítulo 12

EL ANCLAJE

Cómo encontrar los recursos en ti mismo apoyándote en tu hipersensibilidad

He tenido el privilegio de tratar a François Roustang, un personaje fuera de serie, un exjesuita convertido en psicoanalista y luego en hipnoterapeuta, que murió en 2016. Roustang había iniciado un enfoque inédito de la hipnosis terapéutica basado en *estar ahí*. Un principio simple, que incluso puede parecer simplista, pero que, de hecho, es un camino iniciático, un cambio de orden, de régimen, que consiste en volver muy profunda y radicalmente a lo que significa *estar donde estás*.

La primera vez que hablé con él fue en un coloquio dedicado a la hipnosis y a la meditación en el cual interveníamos los dos. Yo estaba empezando mi estudio sobre la hipersensibilidad, y lo que él decía iba a contracorriente de todo lo que yo en aquel momento leía y escuchaba sobre el tema. Se resumía en una frase: «Solo puedes vivir con tu hipersensibilidad si la ayudas a desarrollarse».

La clave, añadía, no reside en la comprensión de ese fenómeno; intentar comprender es un acto de la razón, que aquí es impotente. No se razona con un hipersensible para que sea menos sensible; así solo se consigue agravar sus problemas, ya que no lo logrará y se sentirá aún más cohibido. La hipersensibilidad no se «arregla» con un acto de la voluntad.

La técnica que él había adoptado con sus pacientes era sorprendente: les pedía que se sentaran. Y nada más. Pero que se sentaran con todo su cuerpo, con todo su ser, en una silla o en un sillón, en la situación en la que uno está en la propia vida. Que estuvieran totalmente ahí, sincronizados con su cuerpo, sin tratar de comprender ni resolver nada. ¿Estás perdido, estás inquieto? Siéntate tal como estás en este sillón. Acepta estar plenamente donde estás, anclado en una presencia intensa.

Fui a verlo a su casa, intrigado.

–Siéntese en este sillón –se limitó a decirme.

Me observó unos instantes en silencio.

–No, usted no está sentado, está por encima de usted. Está pensando, deje de pensar.

Me miraba y yo me dejé llevar. Me deposité como una piedra en aquel sillón. Abandoné mis pensamientos, ya no era más que yo, sentado en aquel sillón. Pasaron unos minutos, no sabría decir exactamente cuántos. De pronto, se produjo un clic, estuve sentado en mi vida, en el corazón de mi vida. Dejé de intentar controlar las cosas. No despejé mi cabeza, pero dejé de querer comprender, de querer juzgar. Por otra parte, no había nada que comprender, solo hacer. Y lloré. Me reconciliaba con todo lo que pasaba en mí, con mi vida, con mi dolor, con mi miedo, con mis angustias. Las sentía disolverse como una aspirina en un vaso de agua.

No es fácil sentarse donde uno está, no adoptar una postura, no mirarse. No es fácil bajar los brazos cuando uno siempre ha luchado y simplemente estar. El hipersensible se agota buscando estrategias para enfrentarse a las situaciones de su vida, pero esas estrategias no hacen más que echar leña al fuego.

En aquel sillón, depuse las armas. Dejé de pensar; cuando piensas, ya no estás ahí, estás únicamente en tu cabeza. Ahora bien, como repetía François Roustang, ningún pensamiento ha aportado nunca soluciones. Y eso fue, por cierto, lo que le valió una fuerte oposición: su enfoque, que no implica comprender lo que ocurre en la cabeza, sino en el cuerpo, en todo nuestro ser, provoca necesariamente resistencias porque va a contracorriente de lo que siempre nos han dicho.

En realidad, esta técnica consiste en reconciliarse con la propia hipersensibilidad, en curar lo que en ella es doloroso, trabajando con ella, no contra ella. El anclaje es un método para abrirse a lo que François Roustang llamaba *percepción ampliada*, por oposición a la *percepción restringida*.

La percepción restringida pertenece al orden de la concentración: restrinjo mi atención a un dosier, a un problema, luego a otro dosier o a otro problema, en detrimento de todo lo que es periférico. La percepción ampliada consiste en estar enteramente en relación con lo que es, en un estado de vigilia global. Es ser plenamente, confiando en la totalidad de lo que uno percibe, de lo que siente. Esa dimensión de presencia tiene una rara virtud para el hipersensible: apacigua radicalmente sus quemaduras, sus tormentos.

Es un modo de acceso privilegiado a lo que el psiquiatra americano Milton Erickson, que ha dedicado numerosos trabajos a la hipnosis clínica, denomina *inconsciente*. Un inconsciente que tiene poco que ver con el descrito por Freud. El inconsciente ericksoniano no es algo «oscuro reprimido», sino un «almacén luminoso» que contiene todos nuestros recursos interiores, nuestros saberes y nuestras potencialidades latentes, que solo están deseando expresarse. Ese inconsciente tiene su propio modo de funcionamiento. Sabe razonar y encontrar soluciones sin que seamos conscientes. Y sabe hacer: a lo largo de los años, acumula una enorme capacidad de hacer gracias a nuestras experiencias, nuestro acervo, nuestros fracasos y nuestros éxitos. Por otra parte, no es extraño que encuentre la solución a un problema mientras nuestra consciencia todavía está reflexionando. Es un tesoro inexplorado que no aprovechamos suficientemente.

Anclándote, te reconectas con esa amplitud, te vuelves a sincronizar con la vida, con tu poder, con lo posible, con tus recursos. Haces las paces con la dimensión de la hipersensibilidad inherente a toda existencia humana. Resuelves tus problemas porque estás de nuevo disponible.

Puntos clave

- Nos agotamos queriendo resolver nuestros problemas y buscando tranquilizarnos, pero jamás nadie se ha tranquilizado únicamente gracias a su fuerza de voluntad. Uno se tranquiliza dejando de querer tranquilizarse y «aterrizando».
- Nuestras sociedades lo han apostado todo a la comprensión. Pero ¿puede que a veces no haya nada que comprender, solo que hacer, y que la relación con la existencia sea otra?
- Confiar en la vida, en el presente, sin esperar nada, sin buscar nada, es la única receta mágica que conozco. Lo más difícil es aceptarlo.

Ejercicio

Necesitas valor para sentarte, para anclarte, porque crees que es complicado. Sin embargo, es sencillo.

Confía en lo sencillo, en el hecho de que el presente no te es hostil.

Siéntate, tómate un tiempo para estar ahí, en tu problema, en tu situación.

Deja que actúen en ti las fuerzas de la vida.

Es un momento desconcertante, tendrás ganas de resistirte.

Ánclate como una piedra y espera.

Capítulo 13

EL CORAZÓN

Los caminos de nuestro corazón son sorprendentes y misteriosos

Una de las razones para negar la hipersensibilidad es que nuestra época se ha desconectado del corazón. Nos imaginamos que así somos más eficaces: en realidad, nos encerramos en un sufrimiento y una impotencia profundos.

Durante estos últimos años, han aparecido toda clase de métodos de gestión de uno mismo destinados supuestamente a ayudarnos a abrir el corazón. No me pronuncio sobre ninguno de ellos, pero lamento que la mayoría apele a técnicas que no pueden funcionar. Son sencillamente contradictorias. No se puede decidir abrir el corazón como quien abre la puerta de un coche. Un corazón solo se abre por sorpresa, casi por accidente.

Abrir el corazón es una historia de vida.

Una amiga me confió una vez a su perro, un pequeño chihuahua que, durante una semana, me acompañó a todas partes, incluso a ver a un familiar que estaba en una unidad de convalecencia psiquiátrica.

Estábamos sentados en el jardín de la unidad, con el perro en mi regazo, cuando se nos acercó una paciente, visiblemente agitada. Me preguntó si el perro la iba a morder. La tranquilicé: era incapaz de morder a nadie. Ella se acercó lentamente, extendió la mano y lo acarició. El perro, que se había quedado inmóvil sobre mis rodillas, le lamió la mano. La escena parecía desarrollarse a cámara lenta, limitada al contacto sensorial que se establecía entre aquellos dos seres. Ella lo acariciaba y las lágrimas corrían por sus mejillas. Se había abierto una brecha en aquella mujer, que daba rienda suelta a sus emociones, a una afectividad originaria. De repente, comprendía que el mundo no le era enteramente hostil, que tenía derecho a estar en este mundo, que podía volver a su vida.

Ignoro si aquella mujer era hipersensible, pero al dejar que le llegara al corazón un perro que la lamía, al despertarse a sus sentidos, acababa de reintegrarse en su dimensión humana fundamental. Unos días más tarde, pregunté por ella a un enfermero. Me confirmó que desde aquel episodio, al cual él había asistido, estaba menos agitada, miraba la televisión con los demás y conversaba con ellos.

Esta anécdota fue para mí la ilustración de un fenómeno esencial: el poder de la percepción sensorial primitiva, instintiva, irreflexiva. Es la tercera dimensión de nuestra humanidad, junto con las dimensiones cognitiva y emocional, pero tendemos a ignorarla y a despreciarla. ¿Quizá porque no puede traducirse en palabras?

Siempre se revela por efracción, por accidente, ni se programa ni se decide. Cuando acaece, no pide sino expandirse para regenerarnos, para curarnos. Es una experiencia de hipersensibilidad que se abre a cualquier persona, por poco que abandone la tentación del control. Desborda el campo de la pura sensibilidad, invade lo cognitivo, lo emocional y lo afectivo. Nos vuelve animales, nos vuelve humanos, nos reintegra en nuestra propia humanidad. Es la humanidad palpable, tangible, sensible, extraña y singular.

Conocí una vez al director de una multinacional, un hombre con un recorrido ejemplar según los criterios de nuestra sociedad: con múltiples diplomas de prestigiosas universidades, ejecutivo dirigente a los veinticinco años, fue subiendo meteóricamente hasta alcanzar la cima. Fuera de su trabajo, no tenía ninguna pasión, ningún sueño. Entonces, su hermana tuvo un tropiezo y él la acogió durante un tiempo en su casa con su hija, una niña de dos años vivaracha y juguetona. Sus contactos con la niña eran mínimos. Evidentemente, él no tenía tiempo de ocuparse de la criatura y, aunque la encontraba adorable, no quería que lo distrajeran de su trabajo.

La niña estuvo a punto de morir por una bronquitis mal curada. Fiebre altísima y asfixia. Su hermana lo despertó en plena noche, y él las llevó al hospital. La situación era grave. Por una razón que él no se explica, se quedó con su hermana en urgencias. De madrugada, su hermana se adormiló y él siguió vigilando el ir y venir de las enfermeras. Estas cogían la mano de la niña, que estaba inconsciente, le acariciaban la frente. Cuando una de ellas empezó a cantar una nana, a él se le humedecieron los ojos. En vez de refrenar las lágrimas como era su costumbre, dejó que corriesen. Se había sentido brutalmente golpeado en pleno corazón.

Volví a ver a ese hombre unos meses más tarde y ya no era el mismo. Participaba en un seminario de meditación, algo que, tratándose de él, me pareció incongruente. Tuvimos ocasión de hablar de ello. Me contó el instante que desencadenó su metamorfosis: la canción de la enfermera. Le volvieron recuerdos, una emoción intensa lo embargó. Se abandonó a la alegría de escucharla. La vida, que estaba bloqueada en él, se abrió. Aquel día no fue a su despacho a las siete y media, como cada mañana. Se quedó junto a su hermana, a la cabecera de la cama de la niña. Había vuelto a ser humano.

El hipersensible tiene la suerte de vivir estas experiencias con más frecuencia que los otros. A veces son extrañas, provocan en nosotros reacciones objetivamente irreflexivas, pero son saludables porque nos liberan de nuestro marco y de la zona de confort, se salen de la rutina, auguran lo maravilloso que tiene la vida.

El historiador Jules Michelet cuenta que san Luis, rey de Francia, no había recibido el don de las lágrimas y sentía esa carencia: era incapaz de sentirse afectado en lo más profundo de su existencia. Un día, no conocemos las circunstancias exactas, sintió que por fin le brotaban las lágrimas. «Le parecieron muy sabrosas y dulces, no solo al corazón, sino a la boca.» La tradición cristiana habla, con razón, de la gracia bienhechora de las lágrimas, *gratia lacrimarum*: esta gracia brota del alma y la irriga primero para curarla de la sequedad, de ese estado que hoy denominamos depresión. En un segundo tiempo, las lágrimas alcanzan los ojos y empiezan a fluir.

Cuando te parece que todo se cierra ante ti, cuando tienes la impresión de estar como en una cárcel, permítete un momento de hipersensibilidad, que es lo único que puede resolverlo todo. Acepta la posibilidad de una solución que vendrá simplemente porque tu corazón ha sido tocado. Deja que esa experiencia llegue a su término. Sentirás alivio...

Puntos clave

- No intentes abrir tu corazón: no hay truco que te lo permita, pues el corazón y el amor no se pueden fabricar. Lo que es una buena noticia.
- Deja que la vida actúe en ti. Dale una oportunidad a lo inesperado, a la sorpresa, al encuentro con tu corazón.
- No rechaces las lágrimas: son dulces.

Ejercicio

Cada día existe la oportunidad de que algo te afecte, pero vas con demasiada prisa, no prestas atención, consideras esos incidentes anecdóticos o sin interés, y te equivocas.

¿Un hecho insignificante te interpela? Concédele derecho a ese momento en vez de continuar enseguida con tu camino; así cultivarás el acceso a tu corazón.

Para saber que algo te ha afectado esperas que suene la *Quinta sinfonía* de Beethoven. Pero en la vida real, no sonará porque hayas visto la primera flor de la primavera, ni porque la vendedora te haya regalado tres manzanas.

Sin embargo, son estas pequeñas cosas, en realidad inmensas, las que hacen que la vida sea maravillosa.

Capítulo 14

JACOB

Cómo asumir responsabilidades cuando eres hipersensible

¿Es el hipersensible un ser frágil? No es eso lo que cuenta la Biblia cuando designa a los tres patriarcas elegidos por Yavé para sellar una alianza: Abraham, su hijo Isaac y su nieto Jacob. Imaginamos a esos personajes imponentes, carismáticos y fuertes. Unos líderes encargados de forjar una nación. Jacob, el tercer patriarca, no es en absoluto así. Es el más hipersensible de todos los personajes bíblicos. Su historia, contada hace casi dos mil quinientos años en el Génesis, es un relato iniciático. Es una de las más bellas enseñanzas en las que una persona hipersensible pueda inspirarse para realizarse plenamente.

Jacob, hijo de Isaac, tiene un hermano gemelo, Esaú, que salió antes que él del vientre de su madre Rebeca. Por consiguiente, Esaú es el primogénito, aunque sea por pocos minutos, y tiene los atributos correspondientes: hábil cazador como su padre, guerrero conquistador, hombre de confrontaciones y combates, es el preferido de Isaac. Jacob, por su parte, es enclenque, frágil, miedoso, un poco tímido, y está muy apegado a su madre. Es un ser de la interioridad; hoy lo calificaríamos de discapacitado social. Esaú sale a explorar el mundo, Jacob es el pastor que cuida del rebaño y al que le encanta cocinar.

Jacob admira a Esaú y siente envidia de él. Un día, al volver del campo, Esaú huele el aroma de las lentejas que Jacob ha preparado. Tiene hambre y le pide un plato. Jacob se lo da a cambio de la primogenitura. Esaú tiene hambre y acepta el trato.

Pero para obtener plenamente ese derecho, a Jacob todavía le falta la bendición de su padre. Con la complicidad de su madre Rebeca, burla la vigilancia de Isaac, que está ciego. Jacob es lampiño, así que se envuelve el brazo en la piel de un animal para imitar el brazo de Esaú. Gracias a este subterfugio, recibe la tan ansiada bendición.

¿Isaac se deja embaucar por ese ardid? Le he hecho la pregunta a varios rabinos y me han dado una explicación muy ingeniosa. Isaac le dice a su hijo: «Tienes la voz de Jacob, pero tus manos son las de Esaú». Lo cual es una forma de decirle: «Sigues con tus fragilidades, tu mundo interior, tu sensibilidad, pero has adquirido unas manos gracias a las cuales ahora eres capaz de entregarte a la acción, a la vida».

Jacob es hipersensible, pero ahora está dispuesto a actuar, a asumir responsabilidades políticas, sociales y espirituales. En nuestro lenguaje diríamos que está dispuesto a ser un líder. Es la primera lección que sacamos de este relato: el hipersensible puede tener la tentación de refugiarse en su mundo interior. Ahora bien, para vivir mejor con su hipersensibilidad, para extraer de ella todos sus beneficios, necesita entrar en acción. Así transforma radicalmente su relación con su hipersensibilidad.

El relato bíblico continúa. Al enterarse de esa traición, Esaú se enfurece y decide matar a su hermano. Rebeca, preocupada, le pide a Jacob que huya a casa de su tío Labán para salvar el pellejo. Jacob no ha salido nunca de su casa. Pero desde que ha recibido la bendición de Isaac está dispuesto a ir más allá del miedo, a abandonar el nido para explorar el mundo, trabajar y encontrar una esposa. Aunque sea difícil, será su camino de curación. A partir de ese momento, su hipersensibilidad deja de ser una introspección infinita. Se convierte en una implicación permanente con el mundo.

Es la segunda enseñanza del relato: la hipersensibilidad te ofrece posibilidades. Eres ingenioso. Deja que se ejerza tu ingenio.

La sensibilidad de Jacob le permitirá efectivamente vencer los obstáculos. Como todos los hipersensibles, es creativo, innovador, desborda de ideas sorprendentes, distintas de lo que se hace normalmente. Su tío lo acoge y le confía la gestión de sus rebaños. Jacob es hábil, logra que prosperen mucho más que los rebaños de los vecinos. Labán está encantado. Le da a su primera hija en matrimonio, luego a la segunda, pues la poligamia entonces estaba permitida y valorada. Jacob sigue trabajando duramente, tratando de superarse. Se hace rico a su vez en ganado y en criados, según cuenta la Biblia. Al cabo de veinte años de lealtad a su tío, decide volver a su casa con sus esposas y sus rebaños.

El viaje no es fácil. Jacob está preocupado. Por el camino, tras haber puesto a los suyos a buen recaudo para pasar la noche, se tiende solo sobre una piedra y se prepara para el encuentro con su hermano. Para no perderse, para no verse desbordado, necesita –como todos los hipersensibles– momentos de silencio y de espacio. Esos momentos son positivos a condición de que concentrarse no se convierta en encerrarse.

En el aislamiento con uno mismo, siempre hay que librar un combate con la propia parte oscura, con los miedos, con todo lo que uno rechaza de sí mismo. Esta es la tercera lección del relato de Jacob. La Biblia escenifica esta enseñanza: durante la noche llega un desconocido y ataca a Jacob. El combate durará hasta el alba.

Jacob lucha, no se rinde, permanece erguido, no debe tener miedo al peligro. Puede luchar porque ya ha recorrido un camino que le ha dado fuerzas. Esta lucha, a la cual cada uno de nosotros a la larga debe enfrentarse, es fruto de una lenta maduración. Jacob puede enfrentarse a ella porque ha superado las dos primeras pruebas de la hipersensibilidad: ha entrado en acción y ha descubierto su ingenio. Le falta, a través de este combate, triunfar sobre sí mismo.

Los rabinos explican que ese hombre tiene el rostro divino de Jacob. En otras palabras, Jacob ha luchado contra sí mismo para descubrir quién es realmente. Está dispuesto para librar un combate interior que todos debemos enfrentar. Así logra superar sus contradicciones y reunir plenamente su mundo interior y exterior.

No sale indemne de la prueba: recibe una herida en el muslo. Conserva el rastro de esta lucha: cojeará hasta el final de sus días. La herida de su hipersensibilidad ya no será solo interior, sino que será visible para todos porque se manifiesta en su carne. Es una buena noticia: más que reconcomerlo, ahora lo asume. Tú tal vez no cojees, pero de vez en cuando aceptarás tartamudear, derramar lágrimas, expresar tu hipersensibilidad sin que ello te cause problemas.

Al alba, el desconocido quiere detener el combate. Jacob solamente acepta abandonar a condición de que el otro lo bendiga. El desconocido lo bendice y le da un nuevo nombre, Israel, «el que ha luchado con Dios». Tú también serás un líder a condición de pasar la prueba de este combate, de asumirte plenamente, tal como eres, de declarar abiertamente tu hipersensibilidad.

Al aceptar su miedo, Jacob se reveló capaz de ser un patriarca; al asumir su hipersensibilidad, al recurrir a sus tesoros almacenados para enfrentarse al mundo, al aprender a comportarse. Al hacerlo, ya puede ir al encuentro de su hermano, al que por fin es capaz de ver tal y como es. Esaú, por su parte, acude con cuatrocientos hombres, dispuesto a luchar. A pesar de que ha vencido al ángel, Jacob todavía debe superar esa prueba, asumiendo el riesgo de enfrentarse a su hermano. Tú también tendrás que superar pruebas durante toda tu vida.

Jacob, y esta es la cuarta lección de este relato, tiene el valor de abordar la prueba con humildad, y es capaz de hacerlo porque es hipersensible. Parte, emocionado, al encuentro de Esaú, y le entrega un regalo. Esaú quería tomarse la revancha, pero se siente conmovido, desarmado ante ese gesto de amor. Acepta el regalo de su hermano. Y a su vez depone las armas. En homenaje a este recorrido, las doce tribus de su pueblo llevarán el nombre de Jacob: Israel.

Este relato es una de las enseñanzas más bellas para todas las personas hipersensibles. Jacob está lejos de ser un héroe perfecto, pero con su sensibilidad, su fragilidad, su inventiva y su libertad, está autorizado a enfrentarse a la vida, es decir, a constituirse como ser humano. Mientras está dominado por el miedo, encerrado en sí mismo, no sabe ver al otro en su alteridad. Incluso su hermano se convierte para él en una amenaza. Para acceder al estatus de patriarca, tendrá que recorrer un camino, un camino a lo largo del cual su hipersensibilidad se revela como la piedra angular de su compromiso con el mundo.

Este será tu combate, el que transmutará tu hipersensibilidad y la convertirá en tu fuerza. Quedarás herido como Jacob, pero tu herida será admirable, será la herida de la humanidad en ti.

Todo ser humano, en el fondo, está herido. La persona hipersensible es la que demuestra que asumir esa herida representa la dignidad del ser humano en esta tierra. Tú permanecerás erguido.

Puntos clave

- La historia de Jacob es un relato iniciático. Un camino que todos estamos invitados a recorrer para crecer, asumir nuestras responsabilidades y convertirnos en líderes de nuestras vidas.
- Para realizarse, el hipersensible está llamado a seguir ese camino que, aunque no es fácil, es exaltante, y que pasa por una metamorfosis.
- Es un camino en cuatro etapas, tal como describe el relato de Jacob: entrar en acción, desarrollar el propio talento, detectar las propias zonas oscuras y, finalmente, aceptar el vencimiento sin dejar de ser humilde, siendo uno mismo.

Ejercicio

El primer paso para iniciar este camino consiste en entrar en acción. No tiene que ser necesariamente una acción espectacular, puede parecer irrisoria, pero es esencial.

¿Estás paralizado cuando desearías presentar una candidatura a algo o lanzar un proyecto? Efectúa un gesto, el que sea: escribe un correo electrónico, llama a un amigo, a un conocido, aunque solo sea para pedirle consejo.

Así desplazas la situación y rompes el círculo vicioso de estar dándole vueltas.

Sales de tu mundo interior para entrar en la realidad.

Lo importante no es triunfar enseguida, sino sacar provecho del poder de la acción.

Capítulo 15

EL SUPERDOTADO

¿Y si fuera otra forma de denominar al hipersensible?

A finales del siglo XIX, en plena euforia de las nuevas ciencias, se quiso medir todo, ponerlo todo en ecuaciones, incluida la inteligencia. Se inventaron múltiples y variados test. En 1904, el psicólogo Alfred Binet fue empleado por una comisión ministerial francesa que intentaba detectar en las escuelas a los niños menos «dotados», que necesitaban apoyo o reorientación. Estableció una serie de preguntas a las que se suponía que el 75 % de los niños de una misma edad serían capaces de responder, y acuñó la noción de *edad mental*.

En la estela de Binet, el psicólogo alemán William Stern crea el concepto de *cociente intelectual* (CI), que consiste en dividir la edad mental por la edad biológica y multiplicar el resultado por cien, cifra que representa la posición media de equilibrio. Se considera que los niños con un CI inferior a cien tienen un retraso intelectual más o menos importante, y se supone que los que tienen un CI superior son más inteligentes que la media. Posteriormente, se introdujeron varios test construidos según el modelo de los cuestionarios de Binet para medir también el CI de los adultos. Hoy en día, existen muchísimos: el Stanford-Binet, que es el más utilizado, el WISC y el K-ABC, específicos para los niños, el WAIS para los adultos, los test Army Alpha y Army Beta del Ejército americano, adaptables a las personas que no saben leer ni escribir, etcétera.

A finales de la década de 1940, el neuropsiquiatra Julián de Ajuriaguerra es el primero en hablar de «superdotados» para calificar a los individuos con un CI muy superior a la media: más de ciento treinta. Esta palabra suscita intensos debates porque contradice la noción de igualdad: ¿habría desde la infancia individuos superiores a otros, unos *superdotados*, por oposición a unos *infradotados*? En tal caso, ¿cuál es ese don y qué implica? Esta cuestión aún no ha sido resuelta.

En efecto, los test de CI miden una serie de prestaciones intelectuales en acción, pero no se sabe lo que indican realmente, pues la inteligencia no es unilateral. Se ha descubierto que se basa en diferentes criterios: no está únicamente ligada a la lógica y a la razón, sino también a las emociones, a las vivencias del individuo, a la capacidad de aprehender una situación en su globalidad y encontrar soluciones que no son solo teóricas, incluso a los sentidos —la inteligencia de las manos es conocida desde hace milenios—. Existen, por tanto, diferentes tipos de inteligencia: relacional, memorística, corporal, lingüística... Ahora bien, en su gran mayoría, los test de CI son puramente escolares y no tienen en cuenta la inteligencia global, la única que tiene auténtico valor. El filósofo que hay en mí no puede confundir una medida con una razón de verdad del ser humano.

Ulteriormente se han propuesto otras palabras para designar a esas personas que supuestamente son más inteligentes que la media. En los años ochenta del siglo XX, *superdotado* fue sustituido por *precoz*, dando a entender que algunos niños están más adelantados que otros, que probablemente les alcanzarán cuando sean adultos. En Francia, el Ministerio de Educación Nacional oscila entre ese término y el de *alto potencial*, admitiendo que los autores científicos no siempre están de acuerdo sobre los criterios de diagnóstico. Los distritos regionales educativos reconocen que esos criterios no se limitan al CI: este no es más que un indicador entre otros. Además, constatan que ese estado, cualquiera que sea el nombre que se le dé, está a menudo asociado con... trastornos: del aprendizaje, de la atención, e incluso a una dislexia o a una dispraxia, lo cual menoscaba, reconozcámoslo, el estereotipo del pequeño genio.

Cada vez son más los expertos que empiezan a reconocer que ninguna de esas palabras parece adecuada para designar la realidad de unos individuos que ni están adelantados ni retrasados, y que además no figuran entre los alumnos más brillantes, sino que son efectivamente portadores de una singularidad. Su funcionamiento intelectual no entra en ninguna casilla, denota sobre todo una manera muy específica de estar en el mundo. Muy hipersensible.

Los educadores lo saben: la mayoría de los niños diagnosticados como *superdotados* no han sido sometidos a esos test porque sean brillantes, sino al contrario, porque son torpes, lentos, turbulentos, emotivos, extraños, perturbadores, y a veces sospechosos de ser *infradotados*. Son un enigma para su entorno, pero también para ellos mismos. Se saben diferentes de los demás niños y se sienten culpables por ello, a veces disimulan muy pronto esa diferencia bajo un falso *self*, que no hace más que complicar sus problemas.

A una amiga mía, que entra dentro de esta categoría, le aconsejaron que hiciera una formación profesional al terminar la escolaridad obligatoria. Nadie creía en ella, y menos que nadie, sus padres, que eran unos ejecutivos brillantes. Sus problemas habían empezado en la escuela primaria, donde le costó aprender a escribir. Lo recordaba así más tarde: «Pasaba mucho tiempo con cada letra porque quería que me saliera bonita, perfecta. Cuando los demás habían escrito dos o tres palabras, yo aún estaba terminando la primera letra. Me molestaba ser tan lenta, pero no lo podía remediar». Para todos, ella era tonta; de hecho, sus sensaciones y sus emociones la hacían ser más lenta. Los otros alumnos se burlaban de ella, a esta edad los niños pueden ser muy crueles. Ella misma no tenía interés en ellos, la aburrían.

Al empezar la secundaria, fue etiquetada de rebelde. Jugaba con los demás alumnos, pero no de la misma forma, no tenía los mismos deseos. En el fondo, no le interesaban. Con los profesores era la guerra declarada: se sentía asfixiada por los protocolos y las normas impuestas, los irritaba con sus «porqués», necesitaba tener su ritmo, su autonomía. Uno solo entre esos profesores creyó en ella. Era un profesor de Historia que, durante su tercer curso, le hizo un programa a medida, que la obligaba a buscar en las bibliotecas (era antes de internet) para preparar ella sola unos trabajos sobre diferentes temáticas y presentarlos delante de la clase. Ella se lanzaba de cabeza a investigar cada tema y obtenía notas excelentes, pero sus resultados en las demás materias seguían siendo desesperantes. Cada vez estaba más angustiada por sentirse diferente, anormal. Era falso.

Actualmente, gracias a investigadores y clínicos como la francesa Jeanne Siaud-Facchin, sabemos más sobre esta inteligencia atípica y sobre esta forma peculiar de pensar denominada *arborescente*, por oposición al pensamiento lineal con su lógica más clara, más normativa y obvia.

Para resolver un problema, el pensamiento arborescente sigue caminos distintos al de una línea recta, saltándose las etapas del razonamiento para dispersarse en todas las direcciones, y privilegiar las intuiciones y los destellos. En la escuela, a los alumnos que emplean esa forma de pensamiento les resulta difícil seguir el razonamiento del profesor, que se adecúa a los demás alumnos: para ellos, es demasiado largo y complicado. Llegarán al resultado si les dejan proceder con su sentido muy agudo, con su inteligencia en red más compleja, que inventa nuevas direcciones. La complejidad no los asusta, al contrario. Pero hay que saber guiarlos para que la gestionen mejor. Tal vez sea eso lo que explique que algunos fracasan durante toda su vida mientras que otros superan brillantemente tanto la etapa escolar como la vida profesional.

Desde hace unos años, se han creado escuelas específicas para esos alumnos diferentes, que piensan demasiado, hablan demasiado, reaccionan demasiado, que parece que no atienden cuando en realidad están efectuando varias tareas a la vez, cuya curiosidad es insaciable y cuyas pasiones se desencadenan con facilidad. No es solo su inteligencia la que es singular, sino toda su forma de ser, con las antenas siempre desplegadas. Algunos niños, y más tarde los adultos en los que se convertirán, dejan de ser un enigma para los demás y para sí mismos cuando se comprende el meollo de su singularidad: la hipersensibilidad. Para ellos, la aceptación constituye un vuelco inaudito, la posibilidad de replantearse la forma de regir sus vidas.

Al final de mis estudios, fui durante un tiempo profesor de Filosofía en un instituto que tenía fama de difícil. La mayoría de mis alumnos tenían cierta prevención a una asignatura que consideraban reservada a una élite. A comienzos de curso, mi principal tarea consistía en demostrarles que aquellos textos hablaban de la vida y que no tenían ningún motivo para sentirse intimidados. En cada clase, tenía alumnos que me sorprendían. No tenían más inteligencia cognitiva que los demás, pero entraban en aquellos textos con menos inhibiciones, con más curiosidad, eran más capaces de asombrarse. Gracias a su sensibilidad, tenían destellos. Me maravillaban. Mucho más tarde comprendí, mientras realizaba este estudio, que aquellos alumnos eran sencillamente hipersensibles, que tenían las antenas muy desarrolladas y pensaban en arborescencia.

Acordándome de ellos y de todos los que son parecidos a ellos que he conocido a lo largo de mi vida, pienso irresistiblemente en el mito griego de Medusa y Perseo. Perseo, hijo de Zeus, recibe la misión de matar a la gorgona Medusa, cuya mirada convierte en estatua a aquellos a quienes alcanza. Al revés de los demás, Perseo no se acerca a Medusa de frente: busca otros caminos, inventa otras posibilidades, deja que surjan las ideas y comprende que debe utilizar su escudo como espejo a través del cual la gorgona lo mirará sin alcanzarlo directamente con sus ojos. Y así la vencerá.

Tú también puedes ser curioso, puedes explorar el mundo, hacer preguntas, puesto que esta es tu fuerza. Toma atajos que con frecuencia son más rápidos. Mantente abierto a todo lo que pueda alcanzarte por sorpresa, así es como harás las paces con lo que eres. ¡Tienes suerte! No olvides que también los grandes descubridores son hipersensibles. Eso es lo que les ha permitido salir de los caminos más trillados, atreverse a transgredir las normas, a explorar, a entrar en contacto con lo que ocurre, con lo que es, y ver lo que nadie había visto para dejar que surja un pensamiento sorprendente.

Eres libre, ¡adelante!

Puntos clave

- Un superdotado no presenta una inteligencia superior cuantificable, sino una multiplicidad de inteligencias que funcionan en red y son despertadas por su hiperatención y su hipersensibilidad al mundo que lo rodea.
- Tiene la facultad de no inhibirse por el conformismo que limita el pensamiento y que lo hace entrar en unos esquemas restrictivos. Así, es libre de relacionar elementos que a primera vista no tienen nada que ver entre sí, lo cual explica sus destellos y sus intuiciones.
- Como es hipersensible y, por tanto, sabe inventar otros caminos, la complejidad no lo asusta.
- El superdotado es curioso y se interesa por todo, incluso por lo que puede parecer desagradable. Su interés por esos temas, así como por todos los temas, hace que llegue a comprender.
- Ya es hora de crear un mundo en el que se reconozcan por fin todas las formas de inteligencia.

Ejercicio

La clave de la inteligencia es la capacidad de desinhibirse.

Todos tenemos bloqueos: para unos es la informática, para otros la filosofía o las matemáticas. Los abordamos diciendo: «Esto no es para mí». Curiosa constatación. ¿De dónde sale?

Es para ti si no te impacientas.

Cada materia, cada historial, cada tema puede abordarse de manera positiva, lúdica, hipersensible. Sin prejuicios y, sobre todo, sin el miedo a fracasar que conduce al fracaso.

Diviértete sin preocuparte de tener éxito o no.

Habrás superado tus inhibiciones y eso es lo más importante.

Capítulo 16

EL FRONTERIZO

Los hipersensibles van a las fronteras de lo conocido y traen de allí su saber

Durante mucho tiempo creí en la leyenda del mundo inanimado y en el triunfo de la razón; durante mucho tiempo pensé que los mitos no eran más que fábulas. Soy como todo el mundo, y esa ideología nos la inculcan desde nuestra más tierna infancia: el agua es una reserva de energía, las vacas son una reserva de calorías, los árboles son adornos o, en el mejor de los casos, una reserva de oxígeno que nos garantiza la supervivencia. Mis abuelos, que vivían en el campo, me educaron en el respeto a todas esas «reservas»: no había que cortar los árboles, había que amar a los animales, no había que maltratar los suelos. Pero a pesar de todo, ese mundo estaba muerto –era inanimado– porque no tenía alma.

Yo era un joven adulto y un lector compulsivo cuando descubrí las primeras obras de Philippe Descola, un antropólogo que, a finales de la década de 1970, se fue a vivir con los jíbaros achuares, en la frontera entre Ecuador y Perú. Descola se interesó en especial por las relaciones que los achuares mantienen con su entorno. Para comprenderlo mejor, se remontó a sus mitos fundacionales.

En su origen, cuentan esos mitos, todo lo que existe en la Tierra tenía una apariencia humana. Luego, por diversas razones, algunos seres se transformaron y adoptaron una forma animal o vegetal, pero conservando la misma alma humana y la misma organización social. Por esta razón, los achuares consideran que reina una perfecta igualdad entre ellos y todo lo que existe a su alrededor, desde los grandes animales hasta las briznas de hierba. Su alma es de la misma naturaleza.

Su visión del mundo, por lo tanto, es visceralmente no dualista. No separa los humanos de los no humanos, la naturaleza de la cultura; ni siquiera, señala Descola, el cuerpo del espíritu. Considerando que todo puede comunicarse con todo, los achuares están ligados de forma natural a todo lo que los rodea. De forma hipersensible, saben detectar los lazos invisibles pero reales entre los elementos, hablar a esos elementos y oír lo que dicen, habitar el mundo con su instinto como un animal, posar sobre cualquier situación una mirada de trescientos sesenta grados, es decir, abierta, libre, flexible, movediza e innovadora.

Son fronterizos, se mueven en la intersección de diferentes saberes y se nutren de ellos. Aún saben asombrarse, inquietarse, escuchar lo que les dicen sus sensaciones, incluso cuando parecen extrañas. Pueden comprender sin pasar por la razón, por la gracia de un fulgor alimentado por los sentidos. Mantienen la relación con lo no humano, con un mundo de magia que algunos tildan de pueril y de ingenuo, pero que en realidad es nuestro estado natural. Han cultivado su hipersensibilidad, que también es un estado natural, y es ella la que les permite sobrevivir en unas condiciones hostiles. Mantienen la relación con un mundo vivo que saben que es incierto y, por tanto, inabordable con nuestras categorías, nuestros esquemas y nuestra racionalidad cerril.

Las fronteras que nuestras sociedades erigen para crear casillas y normas son tranquilizadoras, sí, pero nos separan de la vida, nos privan de unas informaciones valiosísimas y nos impiden habitar la realidad. La primacía de lo cognitivo, de la razón, deja descuidadas otras dos dimensiones que, sin embargo, nos son intrínsecas: lo afectivo y lo sensible.

En nuestro fuero interno lo sabemos. Nos fascinan los pueblos y las figuras que se atreven a derribar los muros artificiales que levantamos entre las emociones, las plantas, la razón, los animales, la ciencia, los sentidos, las percepciones. Seguimos buscando un estado originario de armonía cuya carencia es fuente de sufrimientos. El éxito internacional del mago Harry Potter, una de las sagas más vendidas de la historia de la literatura, no tiene otra explicación: es un ser fronterizo, necesariamente hipersensible, que atraviesa las paredes para recordarnos la existencia de una magia corriente, de un saber indecible, incomprensible, que proporciona una fuerza inaudita a los que conectan con ella. Sus poderes lo hacen invencible. Y todos ellos surgen de su hipersensibilidad.

En el corazón de cada uno de nosotros existe esa misma aspiración primigenia de derribar los muros para habitar el mundo de otra forma, estando a la vez en lo racional y lo emotivo, en lo intelectual y lo sensible. Volver a conectar con la poética del mundo que narran los cuentos y todas las tradiciones mitológicas, próximas y lejanas.

Yo era un niño cuando mi abuela me inició en la maravillosa leyenda de la primera golondrina que, recién iniciado el vuelo, fue atrapada por un dragón de cristal que a simple vista no se veía. Astuta y veloz, consiguió escapar, pero una de las plumas de su cola quedó prisionera del dragón. Desde entonces, me explicó mi abuela, se reconoce a las golondrinas por la pluma que les falta en medio de la cola.

Yo me dedicaba a reconocer a las golondrinas entre todos los demás pájaros. Sin sospecharlo, desarrollaba así otra forma de atención que me reconciliaba con mi hipersensibilidad, me ponía en contacto con un mundo más grande, más interesante, más vivo, un mundo que merecía ser sentido, explorado, escuchado. Un mundo que tenía un alma, y que, por este motivo, al fin se convertía en habitable para mí.

Hoy ya no creo que existan dragones de cristal, pero el niño que hay en mí, el poeta que hay en mí, sigue disfrutando con esa historia. No miro las golondrinas solamente como unos pájaros fruto del proceso racional de la evolución: siento un lazo afectivo, una complicidad con ellas; tengo la impresión de comprenderlas y de sentirme más humano autorizando a mi sensibilidad a abrirse.

A través de las golondrinas, a través de los relatos de Homero, a través de los mitos amerindios o griegos, he tomado conciencia de la poética del mundo. Claro que estas historias no son «verdad», pero cuentan una verdad profunda. Gracias a ellas, he comprendido que no estoy limitado a producir o consumir lo que ofrece un árbol, una flor, el mar..., sino que tengo derecho a «sentir» sin sacrificar la exigencia legítima de racionalidad. Me he autorizado a mí mismo a experimentar el mundo para hacerlo vivo. He salido con alivio de la aridez de la leyenda del mundo inanimado y me he convertido en fronterizo.

La hipersensibilidad es la intuición fundamental de la existencia de unos lazos entre nosotros y lo que nos rodea, unos lazos que no entran en ningún esquema y a los que es difícil poner palabras, pero no por ello son menos reales.

Los poetas, algunos pueblos, la gente marginal son fronterizos. Nos enseñan a prestar más atención, a amar el mundo. Toma ejemplo de ellos, autorízate a sentir un deslumbramiento liberador. El mundo está encantado, pero eres tú quien debe reencantarlo todos los días, a cada momento. Así es como saldrás de tu encierro. Has reconocido el don de la hipersensibilidad. Eres responsable de él, no lo descuides.

Puntos clave

- La hipersensibilidad es un don que nos lleva a las fronteras de lo conocido, de lo habitual. Los artistas, los poetas, los pueblos originarios nos han enseñado que es ahí donde se contacta con las verdades profundas, con las verdades existenciales.
- Tener la suerte de ser fronterizo es poder explorar lo desconocido para conquistar saberes valiosísimos.
- Una frontera es el lugar donde se restablece la conexión entre campos, mundos y temas artificialmente separados, pero que, en la realidad, nunca han dejado de estar conectados.

Ejercicio

Estás bloqueado en un tema que no logras resolver, hablas con una persona a la que quieres, pero no sabes cómo decírselo.

Utiliza como herramientas tu curiosidad y tu imaginación.

Sal del registro ordinario de lo conocido y atrévete a dejar que vengan imágenes, metáforas, conexiones, aunque te parezcan raras y poco habituales.

No importa si son acertadas o no, autorízate a explorarlas.

Ahí residen tus recursos de fronterizo.

Capítulo 17

LA NORMALIDAD

Las medidas estadísticas no existen en la realidad

Desde mi más tierna infancia, mi pasión ha sido el dibujo. Para darle gusto al adolescente en el que me había convertido, mis padres aceptaron matricularme en un taller de pintura que había cerca de casa. Yo tenía catorce años recién cumplidos y el curso estaba reservado a los adultos, no sé qué argumentos adujo mi padre, pero el caso es que me aceptaron. Hay que decir que mi entusiasmo era contagioso.

El taller era amplio y había una quincena de alumnos; entre ellos, una mujer joven con trisomía 21 (síndrome de Down). Jeannette estaba en su rincón y coloreaba con rotuladores muy finos una figura que el profesor había dibujado deprisa y corriendo en una hoja de papel. Necesitó varias sesiones para terminarla. El profesor la felicitaba y luego dibujaba otra figura en otra hoja. La mujer parecía satisfecha, pero a mí me daba pena verla sola y absorta en una tarea tan poco gratificante.

Poco a poco, la situación se me hizo insoportable. Dejé de dibujar y la miraba con el corazón encogido. Al final, pedí permiso para ocuparme de ella y, hasta final de curso, le dediqué una parte de mi tiempo. No sospechaba que estaba embarcándome en una aventura extraordinaria que se prolongó durante varios años y transformó mi visión de la existencia.

Le propuse que dibujase y que no se contentase con colorear. Sus primeros pinitos ante una hoja en blanco fueron tímidos, pero luego, poco a poco, fue cogiendo confianza. Podía ver su mano moviéndose por el papel como un barco que se hace a la mar. Dibujaba con libertad, con una intensidad que yo no había visto nunca. Había rebasado todas las normas para regresar a las fuentes del arte, de la vida. Era más libre que ninguno de nosotros.

Jeannette tenía talento. Sobre todo tenía más relación con la verdad del arte que muchos artistas profesionales. No producía nada, expresaba a su manera lo que veía, lo que sentía. Mirándola, me daba cuenta de hasta qué punto yo mismo era prisionero de las normas que me separaban de la fuente viva de la creatividad. Ella inventaba, sin preocuparse de saber si producía una obra de arte. Y yo aprendía. Sus obras eran geniales porque ella estaba libre de cortapisas. Yo la guiaba mostrándole que podía explorar nuevas texturas, nuevos formatos, y luego la dejaba escucharse, dibujar, pintar. Realizarse.

Jeannette me encantaba. Más tarde la ayudé a exponer sus obras, a ponerlas en valor. No sabía cómo agradecerle la hermosa lección de vida que me había dado. Doy gracias a mi hipersensibilidad, sin la cual probablemente no habría sentido suficiente empatía por esa mujer joven que, en aquel gran taller, coloreaba sola en su rincón mientras los demás aprendíamos a pintar y a dibujar. ¡Recibí tanto de ella!

Cuando pienso en Jeannette, me viene a la mente una hermosa frase del escritor portugués Fernando Pessoa: «No hay normas, todos los hombres son excepciones a una regla que no existe».

¿Quién es *normal*? Nadie. Hemos erigido la norma en dogma, desviando el sentido auténtico de la palabra. *Norma* viene del latín *norma*, que designa una regla o escuadra, un instrumento que proporciona puntos de referencia para construir un muro recto y, por lo tanto, sólido. Curiosamente, hemos transformado la *norma* en un conjunto de convenciones que supuestamente se aplican a la mayoría, pero que de hecho no se basan en ninguna verdad racional: ¿qué es un humano «recto», el único que entraría en la norma?

Las personas hipersensibles, las mujeres, los tímidos, los negros, los blancos..., ¿son «rectos» o están «torcidos»? ¡Evidentemente la pregunta no tiene sentido!

Hoy todo se convierte en norma: nuestras opciones, nuestras sensaciones, nuestra apariencia, nuestra altura, nuestro peso, nuestra trayectoria profesional, la edad a la que un niño debe aprender a hablar o a leer, hasta la frecuencia de nuestras relaciones sexuales. De manera exponencial, la norma es la nueva medida de toda realidad. Aplasta nuestra individualidad y nuestra singularidad, y su peso es tanto mayor por cuanto, a pesar de todos nuestros esfuerzos de normatividad, nunca correspondemos exactamente a la norma.

La norma ha dejado de ser razonable y genera mucho sufrimiento. Todo el mundo se siente anormal por una u otra razón y, efectivamente, todo el mundo lo es, porque la normalidad es una ficción. Por otra parte, es una suerte que seamos «anormales»: no amamos a otras personas porque sean «normales», sino por su singularidad.

La confusión que se ha producido es devastadora. No se trata de negar la norma, que tiene su legitimidad, pero con un fin concreto: para construir una pared que aguante, una máquina que no se estropee a las primeras de cambio, un juguete que no sea peligroso.

Junto con la normalidad se ha impuesto otra noción: la de la *media*. La media, dicen, refleja la norma. Es el lugar en el que se supone que está todo el mundo, salvo los «anormales». Es, en todo caso, lo que siempre nos han explicado, y yo estaba muy dispuesto a creer hasta que me topé por casualidad con esta anécdota verídica.

Sucedió en los años cincuenta, cuando aparecieron los primeros aviones a reacción, más rápidos, pero más difíciles de pilotar que los aviones de la generación anterior. Las fuerzas aéreas americanas se vieron confrontadas entonces con un aumento de los accidentes: por una razón desconocida, los pilotos perdían el control de sus aparatos en el momento de efectuar determinadas maniobras. Tras eliminar varias causas técnicas y humanas, se descubrió que las cabinas del piloto, concebidas en la década de 1920, no estaban adaptadas al tamaño y a la corpulencia de los pilotos jóvenes, que habían aumentado en centímetros y en kilos. Para encontrar la norma estadística de la cabina perfecta, midieron a centenares de pilotos: la altura, el perímetro del cuello, de los muslos y de las muñecas. Los cálculos permitieron obtener las medias. Pero en la realidad se vio que esas nuevas normas solo correspondían, de hecho, a las medidas del 3 % de los pilotos; todos los demás estaban «fuera de la norma», ya que medían más o menos que el promedio. El problema se resolvió mediante asientos modulables. Pero no acabó con nuestra afición a las normas y las medias que, en realidad, no corresponden a casi nadie.

Además, la media es una medida estadística, no una regla científica. Pero se confunden deliberadamente ambas acepciones, lo cual provoca muchísima confusión, manipulación y sufrimiento.

El filósofo y resistente Georges Canguilhem nos legó una obra esencial, *Lo normal y lo patológico*. Canguilhem dedicó su reflexión sobre todo a la historia y a la epistemología de las ciencias y de la medicina. Este es su enfoque del tema, que pone en entredicho dos categorías: lo vivo, dice, es demasiado amplio, demasiado complejo para reducirse a dos casillas, a dos categorías, a unas medidas fisicoquímicas normativas. La norma es, sin duda, necesaria para la ciencia, pero el problema es que ha desbordado ese campo y lo ha conquistado todo. Canguilhem da el ejemplo de un individuo cuyo análisis sanguíneo revela ciertos indicadores fuera de norma, inferiores o superiores a la media. Ese individuo no necesariamente está enfermo, no padece ninguna patología, incluso puede estar muy sano y ser «normal». «Siempre hay que referirse al individuo», insiste. Y este está enfermo –y, por lo tanto, es «anormal»– cuando es incapaz de ser normativo, es decir, de llevar una vida «normal» en sociedad.

Su obra se ha convertido en una referencia, incluso en el campo de la psiquiatría, donde se aplica la *teoría de la patología global*: la norma es una posibilidad de referencia, pero, por definición, «solo se trata de una posibilidad» que incluye la existencia de «otra posibilidad».

Todos nos sentimos «anormales» de alguna forma. «No soy normal» es una frase que oigo muy a menudo cuando se habla con el corazón en la mano y con personas que, sin embargo, no tienen nada de «anormales». Tienen, como todo el mundo, sus particularidades: no viven en pareja, tienen lazos distendidos con su familia, les gusta la soledad, prefieren la ciudad al campo, son hipersensibles... No están dentro de la norma que nos proyectan los medios y las redes sociales. Son como yo, que algunos días todavía me reprocho mi rareza. El problema no es que nos distanciemos de la norma, que no correspondamos a una media ficticia. El problema es que nos sintamos culpables. La norma se ha vuelto una locura...

El hipersensible es particularmente víctima de ello. Se siente anormal cuando es sencillamente otro tipo de normal; todos somos, cada uno a nuestra manera, «otros normales». En realidad, es prisionero de una mentira social.

Deshazte de esa tiranía, suelta amarras y autorízate a inventarte tu vida. Sigue siendo humano en un mundo deshumanizado por la norma, donde todo tiene que ser liso, donde hay que recortar todo lo que sobrepasa un límite. Y donde todos acabamos por sentirnos raros.

¿Eres diferente? Mejor para ti, pues ahí reside tu humanidad. Tu singularidad es un regalo de la vida. Tu única misión es velar por ella. Es la que salvará al mundo de la grisalla...

Puntos clave

- Nadie es normal. Existe una norma para levantar una pared recta, pero no hay ninguna para definir la *normalidad* de un ser humano.
- Somos prisioneros de este concepto aplastante que se disfraza con el ropaje de la racionalidad, cuando no tiene nada de racional. Él es el que nos impide dejarnos en paz a nosotros mismos.
- Las medias no son más que cifras ficticias. No hay nadie que se «corresponda a la media».
- No te amo porque seas «normal», sino porque eres singular.

Ejercicio

Tómate el tiempo de sentir hasta qué punto has integrado el veneno de la «normalidad».

Empieza a librarte de él.

Has logrado creer que en una serie de ítems no respondes a la norma.

Apúntalos, uno detrás de otro.

Vuelve a leer la lista. Ya estás empezando a librarte de ese veneno.

Capítulo 18

PROUST

Para vivir plenamente una vida fantástica, orgásmica, basta con prestar atención

Si tuviera que dar una descripción sucinta pero completa de la hipersensibilidad, me limitaría a este breve pasaje sacado de *Billet à Angèle* [«Notas a Angèle»] de André Gide. Gide narra su encuentro con la señora B., que le explica que a los doce años se puso gafas. «Recuerdo perfectamente mi alegría cuando por primera vez distinguí todas las piedrecitas del patio», le dice ella. Y Gide comenta así estas palabras:

> Cuando leemos a Proust, empezamos a percibir bruscamente el detalle allí donde hasta entonces solo veíamos una masa. Me diréis que esto es lo que hace un analista. No, el analista separa con esfuerzo, explica, se aplica. Proust siente así de forma natural. Proust es alguien cuya mirada es infinitamente más sutil y más atenta que la nuestra, y nos presta esa mirada mientras lo leemos.

La vida y la obra fuera de las normas de Marcel Proust son auténticos manuales de educación de la hipersensibilidad. Lleva constantemente las famosas gafas de la señora B., que le dan la capacidad de ver lo que los demás no sabemos percibir para abrirnos a un mundo extraordinario: la realidad con «todas sus piedrecitas».

Proust es hipersensible de forma extrema, incluso físicamente. Explotó esta cualidad, transformándola en fuerza y produciendo, gracias a ella, las páginas más esenciales de la literatura francesa, y viviendo una de las existencias más fantásticas que se puedan imaginar. No puede, por ejemplo, acercarse a las flores, que le provocan crisis de asma. Se protege detrás de los cristales cerrados de un coche para observar de cerca los espinos blancos en flor del valle de Chevreuse, a los que dedica una descripción emocionante y delicadísima. Seguramente, de haber podido como todo el mundo coger un ramo y ponerlo delante de él en su escritorio, admirarlo de cerca, tocarlo y acariciarlo, no habría llevado hasta el extremo su sensibilidad para contarlo.

Su correspondencia nos permite descubrir la vida de un hipersensible que supo hacer de su singularidad un camino de vida. Rebosa de perlas de humanidad conmovedoras. Forma parte de mis libros de cabecera, los que uno abre al azar antes de dormir y se deleita con unas páginas. Esta lectura es vital para mí: me cura, renueva la paz a la que he llegado con mi hipersensibilidad.

Un pasaje cuenta la muerte de la madre de Céleste Albaret, su ama de llaves. Él no la conocía; sin embargo, rompe a llorar como si hubiera perdido a un ser amado. No se avergüenza de expresar su pena, de desplegar su empatía extrema. La propia Céleste Albaret se sorprende. Al volver de viaje, Proust le toma la mano y le dice: «Mi pensamiento no la ha abandonado ni un solo instante». Ella siente en lo más profundo de su ser que está diciendo la verdad. Y cuando, más de treinta años después, le preguntan por ello, aún se siente emocionada.

A su amigo el poeta Fernand Gregh, cuyo último libro ha sido recibido con críticas mordaces, le escribe: «Sería tener más tacto no mencionártelo, y a decir verdad sería más prudente, ya que desde cualquier punto de vista el hecho carece de importancia. Pero conozco bien el nerviosismo delicado que constituye el envoltorio de tu sensibilidad, de tu imaginación y de tu corazón, y temo que esas cosas absurdas te hayan enojado, y me he dicho que tal vez el pensamiento afectuoso de alguien a quien han irritado, que ha comprendido su insignificancia absoluta, te reconfortaría». Estas pocas líneas podrían por sí solas resumir la delicadeza del personaje, su hiperempatía hacia los demás, sean quienes sean.

Un Marcel Proust conmovedor, que al enterarse de que el escritor Louis Gautier-Vignal ha dejado a su puerta a Paul Morand y no ha entrado con él, se hace todas las preguntas que en un caso como este pasan por la mente de un hipersensible. Deduce que Gautier-Vignal se ha sentido ofendido porque él no ha contestado a sus dos últimas cartas y, pese a lo tardío de la hora, va corriendo a su casa para disculparse. Gautier-Vignal, que simplemente no quería molestar a Marcel Proust, escribirá a propósito de este episodio: «Venía a decirme que, a pesar de su silencio, su sentimiento de amistad hacia mí seguía siendo el mismo [...] y solo quería saber si eso me tranquilizaba».

¿Y si los hipersensibles fueran los mejores amigos del mundo, los únicos lo bastante delicados, lo bastante preocupados por los demás?

Como la mayoría de los hipersensibles que reconocen su especificidad, Proust tiene unas antenas totalmente desplegadas. El pintor Jacques-Émile Blanche se sorprende de ello: «Con Proust no había manera de fingir, su luz te atravesaba hasta el corazón, aquel desconcertante psicólogo te fotografiaba con rayos X». Paul Morand también se queda estupefacto: «Con él, disimular no servía de nada. Si emergía un pensamiento en la superficie de tu conciencia, en ese mismo momento Proust mostraba con un ligero sobresalto que había recibido esa comunicación al mismo tiempo que tú», escribe trazando el retrato típico del hipersensible.

De mi proximidad con Proust, he extraído cuatro lecciones.

LECCIÓN 1: LA HIPERSENSIBILIDAD ES UNA PALANCA FORMIDABLE PARA SACARNOS DE LA GRISALLA Y DEL ABURRIMIENTO

Maurice Duplay, que dedicó una obra a su amigo Marcel Proust, cuenta que cuando este último no consigue dormir, lee la guía de ferrocarriles. Al leer el nombre de cada estación, se imagina bajando del tren para descubrir la población, la ciudad que se oculta detrás de ese nombre. Viaja sin moverse de la cama, se entusiasma, se emociona, se maravilla, sueña. Hasta el punto, como escribe en *Contre Sainte-Beuve*, que esos nombres tienen «para él mucho más valor que algunos bellos libros de filosofía, y hacen decir a la gente de buen gusto que para ser un hombre de talento tiene unos gustos muy tontos».

Los sentidos despiertos son una varita mágica que vuelve palpitante el acontecimiento más trivial. El insomnio, por ejemplo. En 1912, Proust todavía está buscando un editor para una novela de setecientas páginas que habrá de ser la matriz de *En busca del tiempo perdido*. Recibe varias negativas, entre ellas la de Gide, editor en Gallimard, que posteriormente lo considerará como «uno de los cargos de conciencia y de los remordimientos más dolorosos» de su vida. Y luego la de Alfred Humblot, de la editorial Ollendorff, que le dirá a un amigo: «Quizá yo sea un cernícalo, pero no puedo entender que un señor sea capaz de emplear treinta páginas en describir cómo da vueltas y más vueltas en la cama antes de conciliar el sueño».

Pero justamente convertir en apasionante el menor acontecimiento, el menor encuentro, es estar plenamente vivo. Y, gracias a su hipersensibilidad, Proust ve la vida en color. Interrogado por un periodista sobre lo que haría si se enterase de que se acerca el fin del mundo, responde de manera sorprendente: «Creo que de repente la vida nos parecería deliciosa [...]. Si el cataclismo no se produce [...] nos encontramos sumidos otra vez en la vida normal, donde la negligencia embota el deseo. Y, sin embargo, no tendríamos que necesitar un cataclismo para amar la vida en el presente. Bastaría con pensar que somos humanos y que esta noche puede venir la muerte».

Esta observación es muy profunda. Vivimos a medias porque nuestra sensibilidad está embotada. La hipersensibilidad es un prodigio porque es lo único que tiene el poder de abrirnos a un mundo maravilloso e infinito.

LECCIÓN 2: LA HIPERSENSIBILIDAD ES NUESTRO GENIO

De niño, Proust sueña con escribir «un gran libro», pero espera a tener «una gran idea» que comunicar al mundo. Se tortura en vano para encontrar esa idea y no se topa más que con experiencias banales que lo conmueven, pero que considera desprovistas de todo valor intelectual: un rayo de sol en un banco, el perfume de un camino rural. Un día comprende que estas experiencias son la vida. Y empieza a escribir. «Mi libro –le cuenta entonces al periodista Élie-Joseph Bois– no tiene ningún grado de razonamiento, absolutamente todos sus elementos me han sido proporcionados por mi sensibilidad, los he visto primero en el fondo de mí mismo, sin comprenderlos, y me ha costado tanto convertirlos en algo inteligible como si fueran tan ajenos al mundo de la inteligencia como, pongamos por caso, un motivo musical.» He aprendido de Proust que el genio tiene una fuente: la exploración de la propia singularidad, de lo que uno siente en su fuero interno. Es un éxtasis de la percepción que todo el mundo puede alcanzar, pero que requiere tiempo, paciencia y mucha sensibilidad para ser plenamente regado y eclosionar al fin.

Contrariamente a lo que han creído muchísimos sabios, filósofos y profesores, lo esencial de una vida humana tal vez no sea la inteligencia que analiza, ordena y clasifica, y que es la misma en todas partes, sino esa sensibilidad que es lo único que nos es propio y que nos puede hacer descubrir las cimas más altas.

LECCIÓN 3: APRENDER A HACER ALGO CON EL PROPIO SUFRIMIENTO

Una regla común pretende que ante el sufrimiento solo tenemos dos opciones: encerrarnos en él y dejar que nos invada, o bien huir de él apretando los dientes porque lo consideramos indigno y vergonzoso. Proust, auténtico hipersensible, nos sugiere una tercera vía, de mucha más ayuda que todos los consejos de psicología que he podido leer: transformarlo de forma creativa. La muerte de su madre, un ser al que estaba muy unido, es para él una prueba terrible. Explorando su sufrimiento, se da cuenta de que tiene el poder de inaugurar una nueva relación, viva y nutritiva, con esta persona amada. Pasando por esa prueba, reaprende a vivir.

LECCIÓN 4: NOMBRAR LO QUE SENTIMOS PARA DARLE VIDA

Explorar la propia sensibilidad no basta: además hay que nombrar lo que uno descubre a través de esa exploración.

Lucien Daudet nos cuenta que un día Proust le confió este secreto: «[Cuando] salíamos de un concierto donde habíamos oído la *Sinfonía coral* de Beethoven, yo tarareé unas vagas notas que, a mi modo de ver, expresaban la emoción que acababa de sentir, y exclamé con un énfasis del que solo después comprendí lo ridículo: “¡Este pasaje es espléndido!”. Proust se echó a reír y me dijo: “Mi querido Lucien, ¡no es tu *pum pum pum* lo que puede convencer de ese esplendor! Valdría más intentar explicarlo”. En aquel instante, no me sentí muy contento, pero acababa de recibir una lección inolvidable».

Pienso con frecuencia en esta lección e intento aplicarla. He adquirido la costumbre de llevar siempre encima una libretita en la que apunto palabras. Sus páginas emborronadas serían incomprensibles para cualquier persona, y por otra parte no están destinadas a que nadie las lea, pero me son necesarias para expresar, para explorar lo que vivo, lo que me encuentro, lo que escucho. Estoy enfadado, maravillado, angustiado, feliz: no me contento con esa constatación de fachada, sino que hago el esfuerzo de ir más lejos garabateando unas frases que asocio con esa emoción. Entonces la emoción toma cuerpo y deja de ser algo abstracto.

Aquí citaré a Proust: «La sabiduría no se recibe, debemos descubrirla nosotros mismos después de un trayecto que nadie puede hacer por nosotros y que nadie puede ahorrarnos».

Abre los ojos, despliega tus antenas y mira: tienes la facultad de ver todos los colores del arco iris donde otros solo verían aburrimiento.

Puntos clave

- *En busca del tiempo perdido* es un manual que explica que la hipersensibilidad es la mejor manera de estar vivo.
- Proust nos guía en la exploración de nuestra hipersensibilidad a fin de que esta sea una fiesta: nos sacude, nos conmueve, nos permite sentir lo inesperado y establecer asociaciones inéditas.
- Nos anima a no conformarnos con hábitos aburridos, mecanismos marchitos, opiniones cansadas, a fin de transformar una simple magdalena en una experiencia cósmica, orgásmica.
- El hipersensible no necesita llegar a la cumbre del Himalaya para vivir las experiencias más extraordinarias: cualquier pequeño acontecimiento cotidiano puede ser la ocasión de una metamorfosis, de una aventura.

Ejercicio

Estás en casa, desesperado por hallarte en tu pequeño apartamento, cuando tú aspiras a la belleza, a la grandiosidad.

Proust te sugiere una salida: imita a Chardin, uno de los pintores más grandes del siglo XVIII, que conseguía transformar un cuchillo, un plato y dos melocotones en un lienzo excepcional.

Mira a tu alrededor.

Coge una rama de lilas, algunos guijarros, una piña y haz con ellos una bella composición; sabes hacerlo gracias a tu atención hipersensible a las cosas cotidianas.

Transfórmalas en una fiesta.

Una flor recogida al final del camino tiene el poder de conducirte a la felicidad.

Capítulo 19

EL SISTEMA NERVIOSO

La hipersensibilidad es el modo de funcionamiento cerebral más fructífero

Conocí a Michel Le Van Quyen hace más de treinta años en... un cojín de meditación, al lado del neurocientífico Francisco Varela, que había sido nuestro iniciador. Ya entonces le fascinaban las neurociencias, y se convirtió en investigador de esta disciplina en el Laboratoire d'Imagerie Médicale del Institut National de la Santé et de la Recherche Médicale (Inserm).

El objeto de sus investigaciones sufrió un cambio radical hace unos años por un accidente de la vida. Privado de la palabra como consecuencia de un ictus, superó su angustia, legítima, explorando lo que descubría al no poder hablar: el silencio. La ausencia de sonidos, por supuesto, pero también el silencio del cuerpo, de la atención, de los pensamientos.

Desde entonces, aunque ha vuelto a aprender a hablar, Michel Le Van Quyen se ha convertido en hipersensible, esencialmente al ruido. Lo que le ha sucedido le ha interpelado. No se ha contentado con hacerse preguntas, sino que lo ha estudiado. En su laboratorio ha reorientado sus investigaciones, que ahora se dedican a la biología de la hipersensibilidad, es decir, a sus fundamentos en el organismo y en el sistema nervioso.[1]

Son estudios muy complejos y no pretendo entrar en detalles. Con una pedagogía por la que le estoy infinitamente agradecido,

---

1. Ha publicado *Cerveau et silence, les clés de la créativité et de la sérénité*, París, Flammarion, 2019 (trad. cast.: *Cerebro y silencio: las claves de la creatividad y la serenidad,* Barcelona, Plataforma, 2019).

me ha explicado sus dos grandes principios, que llevan a una misma constatación: la hipersensibilidad, cuyos fundamentos psicológicos muchos buscan, es en realidad un fenómeno fisiológico, neuronal, en el que ulteriormente se injerta la psicología.

En el primer principio que me explica interviene el sistema límbico, también llamado cerebro emocional, que funciona a partir de zonas bien identificadas del cerebro. Este sistema se rige por automatismos, es decir, sin que intervenga la reflexión. Gestiona una serie de funciones vitales como la respiración, la digestión, los latidos del corazón o la tensión muscular: respiro, digiero y mi corazón late sin que yo necesite dar ninguna orden consciente.

Este cerebro emocional está en relación con nuestro organismo a través de dos sistemas nerviosos paralelos: el sistema simpático y el sistema parasimpático. Ambos funcionan en alternancia: cuando uno se despierta, el otro se duerme. Para despertar a uno u otro de estos sistemas, el cerebro emocional produce unas hormonas, cada familia de las cuales actúa sobre uno de los dos sistemas para activarlo; el otro se pone inmediatamente en reposo.

Tomemos un ejemplo sencillo. Estoy en casa y alguien llama a la puerta. Mi cerebro emocional reacciona inmediatamente. Puede haber un peligro potencial: segregará una hormona del estrés, como el cortisol, para despertar al sistema nervioso simpático. Este es una especie de acelerador fisiológico que preparará mi organismo para afrontar el peligro, si es que lo hay. Mi respiración se acelera, aunque sea imperceptiblemente, para oxigenar bien mis órganos, el corazón late más deprisa, los músculos se ponen en tensión.

Abro la puerta: es el repartidor de la *pizza* que he encargado. Huele muy bien. Mi cerebro emocional reacciona de nuevo, esta vez segregando unas hormonas llamadas del placer, como las endorfinas. Estas despiertan al sistema nervioso parasimpático que calma el organismo, lo ralentiza, lo ayuda a regenerarse después del microestrés que acaba de padecer. El sistema simpático de aceleración, por su parte, se pone en modo de espera. Mi respiración se apacigua, mi corazón late más despacio y mis músculos se relajan.

El cerebro cognitivo solo interviene en un segundo tiempo: el estímulo –por ejemplo, el ruido en la puerta– dará lugar a interpretaciones más elaboradas, hará surgir pensamientos o recuerdos que, a su vez, actúan sobre el cerebro emocional, llevándolo a segregar aún más o aún menos hormonas del estrés o de la felicidad. El miedo va a provocar la segregación de más hormonas del estrés; el alivio al ver la *pizza* provocará un chute aún más importante de hormonas de la felicidad. El cerebro cognitivo reacciona e interviene, por lo tanto, después que el cerebro emocional, pero el tiempo aquí se calcula en segundos o en fracciones de segundo: en la vivencia, ambas etapas son difíciles de disociar.

Como sabemos por experiencia, no todos somos iguales ante los estímulos. El timbre de la puerta, la observación desagradable que me han hecho en una reunión o el accidente que acabo de presenciar han desencadenado en mí una reacción más viva que la media: me he sobresaltado, me he quedado pensando, me he sentido afectado. Un compañero, un colega o un amigo no reaccionarán de manera tan excesiva: abrirán la puerta sin hacerse preguntas, no habrán prestado ninguna atención a la sensación desagradable y se habrán quedado impertérritos al presenciar el suceso. «No es que hayan adquirido una mayor sabiduría que yo –dice sonriendo Michel Le Van Quyen–. Su reacción está inscrita en su funcionamiento neuronal.» Para algunas personas, un estímulo muy débil basta para generar una alerta frente al peligro, y por tanto para provocar la secreción de hormonas del estrés que despiertan el sistema simpático. Estas personas se llaman hipersensibles. En otras, el cerebro emocional es menos reactivo. «Raras veces se es hipersensible a todo –añade–. Algunas personas lo son al ruido; otras, a los olores; y otras, a las emociones.»

Señala además que el cerebro emocional no solo reacciona a los estímulos externos. Nuestros «estados de ánimo», tanto si son inducidos por el cerebro cognitivo como si no, actúan también sobre el cerebro emocional. Así, las cavilaciones y los pensamientos negativos provocan la secreción de hormonas del estrés, mientras que la alegría y los pensamientos positivos provocan, por el contrario, la secreción de hormonas de la felicidad.

El segundo gran principio sobre el cual Michel Le Van Quyen basa sus investigaciones es el que se refiere a las tres grandes redes de funcionamiento del cerebro. Todos poseemos esas tres redes, pero, en función de lo vivido, de los aprendizajes y quizá de los genes, son más o menos dominantes y más o menos estables en el tiempo.

La primera red es el sistema ejecutivo, el de la racionalidad. Está situado en el área prefrontal del cerebro, es una especie de filtro que actúa como barrera de los estímulos para permitir que nos concentremos en una tarea. Gracias a él, podemos trabajar en un *open space* o seguir una conversación en un café, lugares en los que sin embargo recibimos diversas solicitaciones y estímulos variados. Es posible, me dice el investigador, que esta red sea menos eficiente en los hipersensibles, cuyas antenas están muy desplegadas y que permanentemente reciben un exceso de informaciones.

La segunda red, que él denomina «modo por defecto», está físicamente repartida entre diferentes áreas del córtex. Es el sistema de la interioridad. Cuando se vuelve dominante, entramos en un estado de ensoñación, de mente vagabunda, de introspección. Estos momentos de desconexión de la racionalidad son favorables a la memorización o a la construcción del yo; también son propicios a la creatividad, al descubrimiento de soluciones inesperadas y a la intuición. Es cierto que cuando este sistema domina, las ensoñaciones pueden transformarse en cavilaciones y pensamientos obsesivos. No obstante, insiste Le Van Quyen, se trata de una red muy fecunda. Está en el origen de la mayoría de los grandes descubrimientos de la ciencia, de las obras maestras del arte y de la literatura, de los pequeños y los grandes inventos. Merece ser «entrenada», cultivada con la meditación y los paseos por la naturaleza.

Finalmente, un tercer sistema, la «red ejecutiva», situada en la zona cerebral de la ínsula, desempeña el papel de árbitro. Nos hace tomar conciencia de que hace demasiado rato que estamos en «modo vagabundeo» y que ya es hora de reactivar nuestro sistema para concentrarnos en la tarea en curso.

El hipersensible siente ciertos remordimientos por sentirse más a gusto en el «modo por defecto», sentir emociones, dejarse llevar por pensamientos dispersos. El mandato de calmarse lo lleva a querer forzar su sistema ejecutivo a fin de que cumpla con más rigor su papel de filtro. Grave error, me dice Michel Le Van Quyen. Este empeño es inútil y acaba por volvernos locos.

La única técnica de la que dispone el hipersensible para calmarse no es intentar controlar aún más, sino autorizarse a relajar el control. Es la técnica fructífera a la que recurren los investigadores, los inventores, los escritores: saben que un problema complicado no se resuelve abordándolo frontalmente, sino permitiendo a la mente tomar rodeos y fantasear. Hasta que aparece de pronto el *momento eureka* sin que sepamos cómo ni de dónde ha salido.

Desde la escuela, siempre me he sentido culpable de estar «en la luna». Estos descubrimientos me han transformado: he comprendido que, como todos los hipersensibles, posee el poder de la ensoñación. Este poder nos permite elegir caminos que nadie imagina. Es un poder que está inscrito en tu funcionamiento neuronal y en el cual también tú puedes apoyarte. Deja tu cerebro tranquilo cuando fantasea: está trabajando para conducirte adonde necesitas ir. Haz las paces con lo que eres.

Puntos clave

- La hipersensibilidad es un fenómeno fisiológico. El hipersensible no sobrerreacciona por ser menos sensato, sino a causa de su funcionamiento neuronal.
- El modo de funcionamiento privilegiado del cerebro, el «modo por defecto», es el de la interioridad y la ensoñación. El hipersensible tiene la suerte de tener fácil acceso a él. Es este modo el que permite las creaciones y los descubrimientos más prodigiosos.
- Confía en la singularidad de tu sistema nervioso. Él sabe conducirte adonde necesitas ir.

Ejercicio

Entrena tu cerebro para que funcione en «modo por defecto».

Autorízate a soñar.

¿Tienes un problema? ¿Hay algo que te preocupa? No le des vueltas, relájate y mira las nubes en el cielo.

Tienen formas extrañas o conocidas, te evocan animales, objetos o personas.

¿Tienes la impresión de perder el tiempo? Olvida tus problemas y tómate el tiempo de partir a la aventura con esas nubes.

Sin que te des cuenta, tu cerebro trabaja.

Ha oído que tienes un problema que resolver y, cuando sea el momento, te dará la solución que necesitas.

Capítulo 20

EL SILENCIO

Escuchar el sonido de la vida

Cuando mi amadísima abuela no pudo seguir viviendo sola, optó por irse a una residencia donde hizo nuevas amistades. Yo iba a menudo a verla por las tardes y la encontraba sentada con sus amigos en un salón presidido por la televisión. Nadie la miraba, pero estaba ahí, como ruido de fondo. El malestar que me provocaba iba más allá de la racionalidad: aquel ruido era sencillamente excesivo, me arrebataba la capacidad de atención, no podía estarme quieto; me sentía ridículo, pero era casi una cuestión de supervivencia. No lo podía evitar y acababa sucumbiendo. Me llevaba a mi abuela fuera de la sala, lejos del ruido.

Como todos los hipersensibles, necesito silencio para cargar las pilas. Tengo la impresión de sentirme agredido por la algarabía, por los ruidos de fondo, por los sonidos inútiles, por el parloteo. No me gustan las comidas multitudinarias, prefiero las comidas más íntimas. No solo soy incapaz de concentrarme cuando hay demasiadas personas alborotando a mi alrededor, sino que, además, solo puedo prestar atención a ese alboroto que me vuelve loco.

Necesito silencio. Pero vivimos en una sociedad que le tiene terror al silencio; lo suprime en cuanto puede. Hay música en los ascensores; televisión en bares y cafés; altavoces que supuestamente favorecen las ventas; mensajes repetitivos en las estaciones, y por todas partes y a todas horas los sonidos estridentes de los teléfonos.

A muchas personas ese ruido no deseado les pasa desapercibido. Hasta es bienvenido: el silencio puede angustiar, puede dar miedo, porque nos remite al frío, al aburrimiento, a la soledad, a nuestra condición de mortales. No es una innovación de nuestra época: desde los circos romanos, y sin duda mucho antes, todas las distracciones ruidosas han existido para alejarnos de nosotros mismos.

Hay una realidad objetiva en el silencio: la ausencia de ruido. De noche, cuando dormimos, cuando la televisión está apagada, cuando solo son audibles el crujir de un mueble o un perro que ladra a lo lejos, es cuando más se escucha. Esta ausencia no es más que una etapa.

El verdadero silencio del que hablo me lo describió un fisioterapeuta, un hombre extremadamente sensible, apasionado por su oficio, pero a veces apabullado por las charlas que le imponen algunos pacientes y que le impiden concentrarse para dar lo mejor de sí mismo. «Cuando hay ruido, he aprendido incluso a crear en mí el silencio que necesito, que me conecta con mi espacio íntimo, con mi interioridad, que me tranquiliza y me calma. Durante unos minutos, a veces menos, me callo, miro, escucho, estoy menos pendiente de la reacción y tal vez más conectado con lo que se dice. Regreso a mi interior, a lo que siento, a lo que quiero, a lo que deseo, y luego vuelvo a la conversación. Me quedo en silencio. Y cuando este silencio se establece, me siento en sintonía con una forma de sinceridad», me confiesa.

Es un silencio que una música, un poema, ciertas palabras... ayudan a vivir y a habitar. Un verdadero silencio que no da miedo, porque es pleno, vivo, fecundo, regenerador. Porque es una disposición de escucha, de acogida, que hace que todo sea posible. Porque es ante todo una experiencia humana.

En el silencio hay una extrañeza que puede convertirse en amiga, con su parte desconocida, su parte imposible de distinguir, que puede abrirnos a otra estructuración del mundo, más vasta y más profunda. Que da lugar al encuentro. El silencio —y esto los hipersensibles lo sabemos por instinto— no se opone ni a la relación ni al encuentro con otros. No es una burbuja, sino la ocasión de atenuar los estímulos que agreden para encontrar una palabra verdadera, una palabra que no es parloteo, sino autenticidad. El silencio que necesita el hipersensible es esa sinceridad profunda que lo pone en sintonía consigo mismo, con la situación, con el otro. «El silencio es la fuente extraña de los poemas», decía Paul Valéry.

¿Era Kierkegaard un gran hipersensible? Nos ha legado una de las frases más bellas sobre el silencio: «La vida y el mundo que conocemos están gravemente enfermos. Si yo fuera médico y me pidieran mi opinión sobre los hombres, respondería: silencio, recetadles silencio». Porque el silencio nos cura de la algarabía, de la inconsistencia. De entrada, puede molestar. Pero cuando aprendemos a domesticarlo, es fecundo y nos sosiega profundamente. Es un medicamento que le marca un ritmo a la vida.

Los hipersensibles más felices son los que han logrado encontrar su propia relación con el silencio. Los cura de un mal del que en ocasiones son víctimas: una necesidad incontrolable de hablar, desordenadamente, con emoción, con la vana esperanza de vaciar el exceso de emociones que los invade, los angustia y los intoxica. Ahogarse en ese ruido es la peor de las soluciones: las emociones no se apagan así.

Tú también, a veces, sientes esta necesidad de desahogarte, pero sabes que eso no te calmará, que no es más que una ilusión, un espejismo. Porque tus emociones no se pueden compartir, y tú lo sabes. No te dejes intoxicar, vuelve en ti, haz las paces contigo, domestícate.

Quédate en silencio, incluso cuando no estás solo. Deja «que pase un ángel». En la Antigüedad habrían dicho: «Deja que pase Hermes». Paradójicamente, Hermes es el dios de la comunicación.

Porque con el silencio entras en la plenitud vibrante de lo vivo. Con el silencio es como descubres el mundo a tu alrededor.

Puntos clave

- El hipersensible tiene una gran necesidad de silencio, pero no todos los hipersensibles lo saben.
- El silencio es una fuerza curativa para los hipersensibles. Por la capacidad de recuperación que proporciona, nos permite resetear, reiniciar la globalidad del ser, hacer una limpieza a fondo...
- Cuando estás agobiado, cuando no puedes más, el silencio es tu remedio. Aléjate unos instantes del ruido y de la agitación.

Ejercicio

El silencio te da miedo, pero aprenderás a domesticarlo.

Esta noche, tanto si estás solo como en pareja, rompe tus hábitos.

Acepta apagar la televisión, la radio, el teléfono y escucha la noche.

Acepta el paso entre la vida que percibes primero y ese vacío de después; al cabo de unos minutos, te parecerá lleno.

En ese silencio que tú no intentas colmar te llega un mensaje.

Percibes unos ruidos que te resultaban imperceptibles, oyes el sonido de la vida.

Te abres a una dimensión benéfica.

Capítulo 21

EL *BURNOUT*

Lo que te amenaza no es en absoluto lo que piensas

Me escandalizan algunas cosas que se dicen acerca del síndrome de *burnout*. Es la enfermedad del siglo, eso es verdad. Amenaza particularmente a los hipersensibles, eso también es verdad. Pero si ellos son mayoritariamente sus víctimas, no es a causa de alguna debilidad o de su poca resistencia. Al contrario: un hipersensible tiene una resistencia superior a la media, y ahí precisamente está la trampa. Siempre quiere hacerlo mejor, hacer más, dar sentido a cada tarea, fuerza los límites y no es fácil que lo respeten por ello.

Aclaremos primero qué es exactamente el *burnout*, que se ha convertido en una muletilla y que se emplea para designar cualquier cosa, incluidos los estados de gran fatiga provocados por un exceso de trabajo, un estrés intenso o incluso los estados de depresión.

El *burnout* es mucho más que eso: es un derrumbe completo, una pérdida de todos los recursos de los que disponemos. Su víctima está literalmente quemada, carbonizada, que es su sentido literal en inglés. Dentro de sí misma, ya no es más que cenizas. Es el síndrome de una época viciada, de un sistema pervertido que pone literalmente enfermas a las personas.

El *burnout* no es solo psicológico, aunque tendemos a pensar que basta con dar ánimos para que quien es su víctima pueda restablecerse. No es tan sencillo: esta enfermedad (porque lo es) tiene un sustrato fisiológico ligado a una situación de estrés intenso y continuo que agrede al organismo hasta provocar su disfunción.

En el origen de esta agresión están las hormonas del estrés, como la adrenalina y el cortisol, que el cerebro segrega, como hemos visto, para ayudar a nuestro organismo a reaccionar, ya sea mediante la respuesta o mediante la huida. Estas hormonas, como también hemos visto, estimulan ciertos órganos, como el corazón, que late más deprisa para oxigenar el cuerpo y los músculos, que se tensan. En otros órganos, para no gastar inútilmente las reservas de energía de las que disponemos, ejercen el efecto inverso: los ralentizan. Es el caso de los intestinos y, más en general, del sistema digestivo (cuando estamos en tensión digerimos mal), y también, cuando se segregan durante mucho tiempo, de algunas funciones cognitivas. Además, bajo el efecto de estas hormonas permanecemos despiertos, desaparece la necesidad de dormir: todos los que han preparado exámenes u oposiciones han conocido noches en blanco, que dentro de ciertos límites pueden resultar productivas.

Estos episodios jalonan nuestras vidas, nos alertan, nos protegen, nos ayudan a avanzar. Pero cuando, bajo el efecto de un estrés crónico, la segregación de esas hormonas es ininterrumpida, el organismo ya no lo soporta, se agota. Su oxigenación se desequilibra, de ahí los calambres, el dolor de estómago, la memoria que flaquea —y, con ella, los recursos intelectuales—. La falta de sueño también se traduce en el plano emocional: nos sentimos más vulnerables, más sensibles, con los nervios «a flor de piel».

Y luego, un día, se produce la deflagración al mismo tiempo a nivel físico, cognitivo, emocional y comportamental, multiplicando unos síntomas que los hipersensibles conocen bien, pero que tienden a descuidar o a minimizar.

Físicamente, el cuerpo dice basta. Los músculos ya no responden. La señal más común de un *burnout* es la incapacidad de levantarse de la cama por la mañana, acompañada de toda una cascada de síntomas invalidantes: náuseas, vértigos, dolor de cabeza, una lasitud infinita.

A nivel cognitivo, los signos precursores que fingimos no ver se van concretando y serán duraderos: incapacidad para concentrarnos, vacíos de memoria, inteligencia que funciona al ralentí, razonamientos que se «bloquean». Para quien lo ha vivido, es un momento aterrador.

Emocionalmente, lo que domina es una sensación de agotamiento. La víctima de un *burnout* se da cuenta de pronto de que no tiene ningún control sobre su vida y le entra el miedo. Para algunas personas, la marea de las emociones es intensa. Para otras, en cambio, es el vacío interior lo que afecta a su vida emocional: se encuentran postradas, como anestesiadas, vacías. La mayor parte de las veces, el llanto es incontrolable.

Todo el comportamiento se resiente. Se instaura un reflejo de repliegue de la persona sobre sí misma para protegerse, pues ya no puede soportar las frustraciones y las dificultades de la vida diaria: ya no tiene capacidad para ello. Se vuelve agresiva para defenderse, porque tiene miedo de todo y de todos. Es menos proclive a la empatía porque solo percibe hostilidad a su alrededor y no ve más que situaciones inextricables. No tiene fuerza física ni mental suficiente para afrontarlas. Tiene la moral por los suelos. Se vuelve aún más hipersensible: todo le afecta, todo se vuelve más intenso.

Según un tópico que todavía está muy extendido, lo que provoca el *burnout* es el exceso de trabajo. Esos casos existen, pero son poco frecuentes: el trabajo no mata, al menos en nuestras sociedades, donde afortunadamente hay leyes que impiden los abusos.

Lo que mata es la violencia en el trabajo, que desencadena una marea de hormonas del estrés segregadas por el cerebro. Se han hecho estudios, sobre todo con personal sanitario que ha vivido el *burnout*, para detectar los factores desencadenantes. La mayoría de las víctimas de esta enfermedad señalan la falta de reconocimiento que han padecido cuando se han entregado en cuerpo y alma a su trabajo.

Yo acompañé a una amiga en su larga remontada de la pendiente. Trabajaba desde hacía varios años en una empresa mediana y, de pronto, cambiaron las reglas. Para motivar a los equipos se instauró una «evaluación individualizada del rendimiento». No se trataba de valorar el trabajo realizado, sino lo que llamaban «el trabajo prescrito», es decir, el que cada trabajador habría debido realizar. Las entrevistas se hacían de tal manera que cada empleado sentía una espada de Damocles sobre su cabeza. Mi amiga hacía mucho más de lo que le correspondía, pero nunca era suficiente. Forzosamente, los objetivos del trabajo prescrito eran inalcanzables. Se multiplicaban las críticas, abiertas o soterradas: sobre su edad, su resistencia, sus capacidades en general, cuando ella siempre se había entregado a fondo. Poco a poco, la habían ido excluyendo de ciertas reuniones, pero el trabajo seguía acumulándose en su escritorio. Ella se culpabilizaba, era la primera en llegar y la última en irse. No era el trabajo lo que la desgastaba, sino el desprecio que sentía a su alrededor.

Empezó a sentirse culpable cuando comenzó a flaquear: olvidos, un dolor de espalda persistente, insomnio, una bajada general del rendimiento contra la cual luchaba desesperadamente, negándose a rendirse. Tenía talento, pero había terminado por olvidarlo. Llegaba incluso a negar la violencia social e ideológica que le exigía hacer cada vez más, que le reprochaba no trabajar lo suficiente. Ya no se escuchaba a sí misma, cargaba con el mal funcionamiento de su servicio y de la empresa. Su trabajo, que durante años la había entusiasmado, empezaba a no tener sentido. Una mañana no se levantó.

Aparentemente, el *burnout* se desencadena de repente, pero en realidad el proceso es muy largo, suele durar meses, y a veces años.

Es esencial detectar los signos precursores antes de que sea demasiado tarde. Los hipersensibles tienen la suerte de estar dotados de unas antenas que los alertan muy pronto, que despiertan en ellos la humanidad para decir «no», para poner límites cuando su instrumentalización —a veces, su autoinstrumentalización— se vuelve inhumana. No se atreven a pronunciar ese «no», quizá porque de alguna forma sienten que han cometido un error. Muchas veces se sienten culpables... Pero entregarse con todo el corazón, con entusiasmo y buena fe, no es ningún error. No son culpables, sino víctimas de un sistema.

Catherine Vasey, psicóloga especialista en *burnout* —que ella misma ha sufrido— y fundadora de Noburnout,[1] me confirma esta intuición. Ve en los hipersensibles, que ella prefiere llamar hiperlúcidos, hiperpresentes o hipervivos, la imagen de una evolución de la humanidad:

> A lo largo de sucesivas generaciones, se están desarrollando la sensibilidad, la profundidad, la aspiración a otra calidad de vida, la conciencia del desgaste y de la falta de sentido en términos humanos de esta sociedad de consumo, de este vivir para trabajar que embrutece a las personas y las encierra. El crecimiento de nuestra humanidad apunta a esta sensibilidad: a la necesidad de respetar unos valores profundos y la dignidad de lo humano [...]. De ahí la pregunta: ¿qué cualidades humanas desarrollaremos en el futuro?

Pasar por una situación de *burnout* es volverse hipersensible y, por lo tanto, hipervivo. Es lograr no mirar la realidad de la misma manera, no caer en la trampa de la violencia que nos quieren imponer. Cuando mi amiga logró superarlo, se tomó por fin el tiempo de replantearse su vida y sus prioridades. Tras quemarse

---

1. Véase <https://www.noburnout.ch/>.

en el trabajo y en una existencia que ya no tenía sentido humano, se volvió hipersensible a su propia vida, hiperatenta para construir otra vida distinta. Sigue siendo una gran profesional, pero ha preservado unas áreas en las que se implica: su familia, sus actividades de ocio y una asociación en la que ha puesto muchas esperanzas.

Tienes en ti mismo todos los recursos para movilizarte, para protegerte, para triunfar. Para que el *burnout* no se convierta en un incendio que devaste toda nuestra sociedad. Estoy convencido de que un día los hipersensibles salvarán el mundo.

Puntos clave

- El *burnout* no es un signo de ineptitud, sino de supereficiencia.
- No es la consecuencia del trabajo excesivo, sino del maltrato insidioso.
- La perversidad del sistema es tal, que las víctimas de *burnout* acaban culpabilizándose. Pero ¿de qué? ¿De ser demasiado entusiastas?
- Existen signos precursores del *burnout*. Abramos los ojos para detectarlos y aprendamos a decir «no» a los que abusan de nuestro entusiasmo, aunque para un hipersensible esto sea difícil.

Ejercicio

Es de tu propio entusiasmo de lo que debes protegerte.

Para ti, la pendiente es resbaladiza: no sabes trabajar sin poner toda la carne en el asador.

Si sientes que algo no funciona, escúchate.

Déjate ayudar para mirar la situación con una objetividad que a ti te cuesta concederte.

Con un compañero de trabajo en el que confíes, o con un profesional de la psicología, identifica las causas de tu malestar y detecta las manipulaciones de las que eres víctima.

Y pon límites, aunque hacerlo no te salga de manera natural.

Capítulo 22

EL RENDIMIENTO

Lo contraproducente de la rueda del hámster

Yo soy un admirador del rendimiento, una vía que es imposible acometer sin entusiasmo, sin aspirar a la excelencia. Ligado a la creatividad y la inventiva, a la capacidad de estar en relación con la realidad para abrirle las puertas, es el caldo de cultivo del que surgen los campeones; y cada uno de nosotros puede ser el campeón de su vida.

Los hipersensibles que me lean lo comprenderán. Yo mismo he aprendido a reconocerlos por la pasión y el compromiso con el corazón y con el alma, por la capacidad que tienen de dedicarse a una tarea durante horas y días sin sentir la necesidad de moverse, de comer o de dormir. Llevados por un impulso interior, con todas sus antenas puestas, se olvidan de sí mismos para inventar, para realizarse, para salir de los caminos trillados y llegar a la profundidad de la vida.

Pero en nuestras sociedades se ha producido un cambio. De forma perniciosa, se ha fomentado nuestra legítima fascinación por el rendimiento hasta la ceguera. Desde hace algún tiempo, se ha transformado en histeria. Una histeria del rendimiento que nos lleva ineluctablemente a destruirnos.

La histeria del rendimiento no tiene mucho que ver con la eficiencia. Es fruto de la dictadura de la rentabilidad y de sus columnas de cifras, que no remiten a nada real, donde uno siempre tiene la culpa, donde nunca hace lo suficiente, donde se le pide que esté inquieto, donde siempre se puede hacer más, en cantidad y en calidad, pero no necesariamente con inteligencia y menos aún con creatividad. Es un ataque de una violencia extrema contra la humanidad: el individuo ya no es más que un engranaje de una máquina.

Contrariamente a una creencia que se ha propagado como la pólvora, esa histeria ni siquiera es rentable: reduce todo el campo de lo real a unos datos sumamente limitados, a unos protocolos mecanizados que, en lo concreto de la realidad, no producen mejores resultados.

Esto afecta a todas las profesiones y todos los sectores. Los vendedores, por ejemplo. Ahora los llaman cajeros, y el tiempo que dedican a cada cliente se contabiliza, con la idea de acelerar la cadencia. O los y las recepcionistas. Sus iniciativas personales no se tienen en cuenta y son reemplazadas por protocolos que incluyen hasta el «buenos días» y el «gracias». En los hospitales, los médicos jefes de servicio dedican una tercera parte de su tiempo a rellenar formularios con el número de intervenciones realizadas, y se les dan unos objetivos con cifras que tienen que cumplir. Uno de ellos me confesaba su malestar: este tiempo dedicado a la burocracia lo «saca» del que él consideraría más lógico y más productivo dedicar a los pacientes. «El tiempo dedicado a cada enfermo se ha reducido, la cantidad de protocolos, efectivamente, ha aumentado –me dice–. Pero todo el mundo sale perdiendo: con las prisas, seguro que se nos pasan por alto síntomas y enfermedades que, tomadas a tiempo, habrían permitido un ahorro mucho más importante a nuestro sistema sanitario.» Pero no le dan opción: si no rellena los formularios, tendrá que ceder su plaza a otro médico, que se convertirá a su vez en un hámster atrapado en su rueda.

La histeria del rendimiento asesina el rendimiento. Naturalmente, un médico robot sabrá reproducir todos los protocolos, pero sean cuales sean los futuros desarrollos de la inteligencia artificial, seguirá siendo incapaz de enfrentarse a lo inesperado, que es el día a día de los médicos. Un editor robot confeccionará cuadros analíticos para determinar el éxito que se espera de un libro, pero le faltará la capacidad de zambullirse en unos manuscritos para descubrir temas inesperados que lo entusiasmen y nuevos autores a los que dar una oportunidad. Una fábrica robotizada, por su parte, sabrá producir diez mil *smartphones* por minuto, pero jamás habría inventado el *smartphone* ni habría seguido mejorando sus aplicaciones captando y, a veces, anticipándose a las necesidades de los usuarios.

Conozco a un contable hipersensible. Ha encontrado su vía en las cifras, que lo apaciguan. Es muy recto, muy riguroso, conoce las reglas al dedillo y no transige con ellas. Pero su empatía le da una inteligencia intuitiva de cada situación, una capacidad para ver la relación entre las cuentas y la realidad que está detrás de las cifras, para establecer conexiones que otros no ven, para situarse a veces fuera de las categorías racionales y estar más metido en la realidad de la vida tal como es. Acompaña a sus clientes y se compromete con ellos, procura imaginar soluciones que no sean puros automatismos, que tengan en cuenta la vida. Se toma su tiempo, y por eso mismo su rendimiento es bueno.

La histeria del rendimiento no se conforma con impedirnos la excelencia: es locura, inanidad, masacre. Sus costes humanos, ecológicos y sociales son astronómicos. Se burla de toda exigencia, avanza como un rodillo compresor que arrasa con todo a su paso. Destruye las posibilidades del trabajo, negando su dimensión de compromiso. Esta dimensión, sin embargo, es una exigencia legítima, no solo para los individuos, sino para la sociedad y para el planeta. Pongamos coto a los daños, porque ya son excesivos.

El edificio en el que vivo tiene una curiosa particularidad: la mayor parte de los GPS yerran en su emplazamiento unos cien metros. No tengo coche y a veces recurro al taxi. Para algunos taxistas, atrapados por la histeria del rendimiento, la realidad se circunscribe a la pantalla del GPS: paran lejos de mi casa, yo recorro esos cien metros y ellos apenas miran al cliente que se sube a su vehículo. Otros tienen la curiosidad de comprobar si están en el lugar adecuado y avanzan un poco más. En esos pocos metros reside la diferencia entre los que saben mirar a su alrededor para abrirse a otros parámetros y los que se dejan cegar por la máquina y al final no ven nada. Los primeros con frecuencia sonríen. El abatimiento de los segundos me encoge el corazón. La histeria del rendimiento, encarnada aquí en un GPS, los lleva a vivir fuera de su vida. Atrapados en una burbuja, olvidan al otro y la realidad.

Los hipersensibles son exigentes en su desempeño. Y eso los convierte en víctimas privilegiadas de la histeria del rendimiento. Esta los separa de la vida, que es creatividad, apetencia y tesón. No se pueden conformar. Entre las voces que claman hoy en la sociedad pidiendo más razón, es decir, menos robotización y más humanidad, muchas corresponden a personas hipersensibles que han decidido no callar. Están decididas a no ser hámsteres dando vueltas inútilmente en su rueda; se han convertido en la conciencia del mundo.

Tú has recibido el regalo de la hipersensibilidad. Tienes una aptitud superior para detectar, oler, relacionar, anticipar, imaginar y ver la realidad para encontrar nuevos caminos. No dejes que los profetas de la histeria te pongan en peligro: tú sabes que sus creencias son un crimen contra nuestra humanidad. El mundo te necesita. Enséñale a resistir. A rendir de verdad.

Puntos clave

- La eficiencia es la pasión del compromiso. No tiene nada que ver con la histeria del rendimiento, un engranaje mortífero y costoso, incluso en términos económicos.
- La histeria del rendimiento es enemiga de la creatividad, del anhelo, de la realidad.
- El hipersensible ve lo absurda y destructiva que es esa histeria. Y no se puede conformar.
- Atentos a las alertas, los hipersensibles son la conciencia del mundo. Tienen la capacidad de salvarlo de la histeria.

Ejercicio

Buda invitaba a sus discípulos a avanzar como elefantes, no como gusanos.

El gusano cava su túnel en la oscuridad y avanza sin ver nada. Va perforando el suelo mecánicamente, sin saber adónde va. En cambio, el elefante avanza a plena luz. A cada paso, mira todo lo que ocurre a su alrededor. Se toma su tiempo y se nutre de él, llevado por su esfuerzo.

El gusano se agota; en cambio, la energía del elefante no desfallece.

Para no sucumbir a la histeria del rendimiento, sé como el elefante.

¿Tienes que ordenar los armarios? No te dejes aplastar por el número de baldas, no lo conviertas en tu «deber», mira más lejos, dale un sentido a tu tarea, por ejemplo, piensa en tu felicidad o en la de tus hijos al ver ese armario ordenado.

¡Te sorprenderá tu propio desempeño!

Capítulo 23

EL ESTRÉS

Calmarse es apartarse de lo que uno vive y siente

Cuando, hace un tiempo, fui a ver a un médico por unos dolores de estómago que me amargaban la vida, me prescribió una serie de pruebas que no revelaron ninguna disfunción. Su diagnóstico cayó como un hachazo: «Usted está estresado», lo que para mí era una forma de decirme que yo era el culpable. Pero ¿culpable de qué?

La palabra *estrés* es totalitaria. No la entiendo. Ponemos en ella todo lo que no nos conviene o, mejor dicho, todo lo que no queremos ver: las emociones, la angustia, la rabia, las decepciones. Como el *burnout*, el estrés se ha convertido en una muletilla, tal vez cómoda, pero sin duda maléfica. Nos desvía de la exigencia de tomarnos el tiempo de entender lo que nos pasa, de buscar la palabra justa para describir lo que experimentamos, lo que sentimos.

¿Es presión, tensión, emotividad? ¿Es la pena que sentimos cuando un familiar tiene problemas o un amigo está enfermo? ¿Es el cansancio por el exceso de trabajo? ¿Es miedo? Si tengo que hablar en público, resulta saludable que esté inquieto: este acto tiene un sentido para mí, el estrés me provocará una presión beneficiosa. Pero entonces, antes de coger el micro, ¿me duele el estómago porque estoy estresado, o porque tengo algo que decir que me importa mucho?

El estrés es una reacción natural, orgánica, que se observa en los humanos, en los animales e incluso en las plantas. Es la primera respuesta de nuestro cuerpo a una demanda del entorno, de los pensamientos, los recuerdos y las emociones. Gracias a él, los músculos (en el caso de las plantas, las fibras), la capacidad de concentración, la atención y la memoria se estimulan y pueden reaccionar.

Si fuese una roca, no estaría estresado. Pero soy un ser humano. Y no, no estoy «estresado»: soy demasiado sensible, estoy afectado, me siento desdichado, estoy emocionado, no puedo más, estoy nervioso, estoy tenso. Si no nombro cada una de esas realidades, si me obstino en disimularlas con una palabra que ha dejado de significar algo, no lograré abordarlas y tomar conciencia de ellas para, en un segundo tiempo, superarlas.

No te sientas culpable si te dicen que estás estresado: no eres culpable. ¿Por qué ibas a serlo? ¿Porque te tomas las cosas demasiado a pecho? ¿Porque tratas de actuar lo mejor posible? Eres hipersensible, involucrarte plenamente en todo lo que haces es tu fuerza. En otras palabras: cuando a uno todo le da lo mismo, no se «estresa» ni se moviliza. Lo que llamamos *estrés* es el rostro de la exigencia, del compromiso, de la voluntad de tomarse en serio lo que uno hace. Creer que un actor puede salir a actuar sin tener pánico escénico o que cualquiera de nosotros puede ir a una cita importante sin una dosis de angustia no es más que una idea abstracta de un modelo sin sentido. Una fábula inventada para estresarnos. Una mentira descarada que te priva de tu problema, que niega tu problema.

Estás estresado porque no renuncias a la exigencia de hacer las cosas lo mejor posible. Y eso dice mucho en tu favor: me aterraría un médico o un piloto de avión que, ante una dificultad, desistieran. La consigna siempre es desestresarse o gestionar el estrés, calmarse, ser zen. Cuantificar el estrés —«estoy hiperestresado», «estoy menos estresado»— es insoportable y, sobre todo, deshumanizador.

¡No te calmes! No eres una máquina de vapor que está sufriendo una presión mecánica; afortunadamente, eres mucho más sutil y complejo que una máquina. No hagas caso de las llamadas a «gestionar el estrés», una autogestión ficticia de nosotros mismos, convertida en una religión que nos aplasta con el peso de la culpabilidad. No es soñando con calmarte como te calmarás: calmarte no es más que escamotear lo que estás viviendo, lo que te preocupa, y resulta malsano. Si sientes angustia antes de afrontar una tarea nueva, reconoce tu ansiedad, acéptala, afróntala y discute con ella si hace falta. Es valiosísima: te conducirá a actuar con la exigencia que te caracteriza.

No estoy atacando a todos los que utilizan la palabra *estrés:* son víctimas del ambiente ideológico en el que estamos inmersos. Pero te invito a que, en el momento de pronunciarla, te pares unos segundos y la analices: «No estoy estresado, estoy demasiado emocionado, estoy inquieto, me siento maltratado, soy hipersensible, estoy desbordado». Así no te sentirás culpable. Incluso estarás menos *estresado.*

¿Estás desbordado? Lo contrario de *desbordado* es *organizado.* Al identificar lo que te pasa, has comprendido la situación. Entonces puedes tomar las medidas adecuadas. ¿Estás demasiado emocionado? Seguramente necesitas llamar a un amigo o salir a caminar para calmarte. No estés estresado: asume tu angustia, tu tristeza, que son la suerte de tu humanidad. Estás conmocionado porque eres humano. Al nombrar lo que sientes, encontrarás una manera acertada de actuar, celebrarás tu humanidad. En cambio, si te contestas diciendo «estoy estresado», te culpabilizas como ser humano.

En tu exigencia reside tu belleza, tu dignidad. Sigue escuchándola, nombrándola, dale forma, sé ambicioso con la vida, comprométete.

Puntos clave

- El estrés es una reacción natural de todo organismo vivo.
- Se ha convertido en una muletilla que nos impide mirar lo que vivimos, lo que sentimos, lo que experimentamos, lo que nos preocupa. Nos culpabiliza inútilmente.
- *Apaciguar el propio estrés* no significa calmarse, sino tener la inteligencia de comprender lo que nos pasa. Poner la palabra justa para describir esta vivencia es indispensable para curar lo que en nosotros está herido.
- Tú no estás estresado: estás angustiado, tienes miedo, tienes demasiado trabajo, estás conmovido..., eres humano.

Ejercicio

Lo pronunciamos como quien respira: «Estoy estresado», «Estoy estresada».

Te invito a desterrar esta palabra de tu vocabulario y a sustituirla por lo que de verdad sientes.

Atrévete a decirlo: estás cansado, ofendido, nervioso, angustiado...

Al identificar esa realidad, ya estás liberado.

La has reconocido, le has dado el derecho a ser.

Capítulo 24

SPIDERMAN

Volver a conectar con los poderes de la hipersensibilidad

Mi estudio sobre la hipersensibilidad habría pasado por alto un aspecto esencial de no ser por un correo electrónico que me envió Éric Safras.

Éric tiene una pasión que cultiva desde su más tierna infancia: Spiderman, el Hombre Araña, uno de los superhéroes más populares de los cómics americanos. La razón de dicha pasión me intrigaba, y Éric me la explicó: «En la escuela, yo era muy tímido, me mantenía al margen –me dijo–. Sin ser consciente de ello, me identifiqué con ese personaje, cuya característica principal es su hipersensibilidad. Me hablaba. Desde entonces soy un gran aficionado y un ferviente coleccionista». Me zambullí en las aventuras del Hombre Araña y descubrí su parte de fragilidad. Con él me di cuenta de que estar dentro de la norma es la mejor manera... de seguir siendo un inadaptado.

Spiderman es una hermosa metáfora de la hipersensibilidad. Nacido en 1962 de las plumas de Stan Lee y Steve Ditko, es un personaje atípico en su América natal. Huérfano a los seis años, criado por su tío y su tía, que no nadaban en la abundancia, es un adolescente flacucho que, con sus 1,75 metros y sus setenta y dos kilos, está lejos de los fortachones al estilo estadounidense. En el instituto, es un chico con una sensibilidad a flor de piel que se convierte en la víctima de los machotes de la clase. Es tan tímido que no se atreve a acercarse a las chicas de las que se enamora, y sufrirá varias decepciones con sus novias. Si bien todos los superhéroes son solitarios, Spiderman lo es aún más.

Su verdadero nombre es Peter Parker y tiene un secreto: adquirió superpoderes cuando lo mordió una araña radioactiva. Además de fuerza y agilidad, está dotado de un «sentido arácnido», una especie de sexto sentido muy exacerbado: «huele» a distancia las amenazas que se ciernen sobre él. Como las antenas superdesarrolladas de los hipersensibles. Y, como a la mayoría de estos, ese don lo mantendrá apartado de los demás y de la sociedad en general. Le cuesta adaptarse a la vida cotidiana. Es admirado y envidiado, pero al mismo tiempo da miedo.

En los primeros episodios, Spiderman imagina que se gana la vida gracias a su don y ayuda así a sus padres adoptivos, que están en una situación difícil. Sin logística, solo en su rincón, se cose el traje de Hombre Araña (que le permite camuflar su verdadera identidad) y los accesorios correspondientes. Pero se mantiene a distancia de sí mismo, todavía desconfía, no lleva su identidad a sus últimas consecuencias. Ahora bien, para alcanzar su potencial, un don debe, en primer lugar, ser reconocido; luego, madurarse y trabajarse. No sirve de nada tener talento para la música, la pintura o las matemáticas si uno ignora ese talento o se contenta con tomar nota de él y no lo entrena.

Una tragedia le hará tomar conciencia: por descuido, por desdén, Spiderman deja escapar a un ladrón al que habría podido detener y entregar a la justicia. Al cabo de un tiempo, su tío, que lo ha criado, es asesinado por ese mismo ladrón que está en busca y captura. Este drama conmociona al Hombre Araña de sensibilidad exacerbada. Se da cuenta de que «grandes poderes implican grandes responsabilidades». Acepta ser lo que es y se coloca al servicio de los demás, convirtiéndose así en el superjusticiero que conocemos.

En el fondo, es una historia muy corriente. Los héroes se revelan gracias a la capacidad que tienen de experimentar un exceso de emociones, la gran característica de los hipersensibles. Abrumados, salen de la norma que destruye el mundo. No se dejan engullir, sino que se elevan para decir «no» y reinventan nuevas posibilidades allí donde creíamos que no existían. Sacan su fuerza de su sensibilidad exacerbada.

«La voz que clama en el desierto de esta isla soy yo, y por eso debéis escucharme con atención. Esta voz os dice que estáis todos en pecado mortal por la crueldad que usáis con estas inocentes gentes. ¿Acaso no son hombres? ¿Acaso no son seres humanos?» Esta frase fue pronunciada muy a principios del siglo XVI en Santo Domingo por otro hipersensible, otro superhéroe, un fraile dominico llamado Antonio de Montesinos, horrorizado por la matanza de los indígenas que entonces se venía perpetrando desde hacía un siglo por parte de los conquistadores, en medio de la indiferencia general y con la bendición de la Iglesia. Montesinos lanza este grito en su sermón durante la misa, saltándose todas las reglas y los usos imperantes. Escandaliza. Si se atreve es porque ha visto, gracias a su sentido arácnido, lo que los demás no veían. No lleva el traje de Spiderman, no es más que un dominico anónimo.

Su llamada sacude a los miembros de su comunidad allí reunidos. Les ha abierto los ojos. Eran ciegos a lo que su hipersensibilidad le ha permitido ver. Rechazan entregarlo a la justicia del rey. El grito de Montesinos llegará a oídos de otro hipersensible, Bartolomé de las Casas, capellán de los conquistadores. Esa voz que ha clamado en el desierto hará que unos años más tarde la humanidad de los indígenas sea reconocida.

Yo asistí a una escena similar, en una escala evidentemente mucho más modesta, durante un consejo de administración. Los participantes ratificaban decisiones ya tomadas, pero hubo uno que se rebeló contra la injusticia que representaban para los trabajadores. No podía soportarlo. Su emoción y su sinceridad se habían impuesto a la frialdad del procedimiento administrativo.

Más que nunca, necesitamos el heroísmo de los hipersensibles. Porque disponen del «sentido arácnido», porque sienten en cada fibra de su cuerpo que «algo no funciona», porque son capaces, como Spiderman, de conectar con el sufrimiento, se convierten en baluarte contra todos los excesos, contra la deshumanización del mundo.

Ayer denunciaban la esclavitud. Hoy, estos centinelas, estos activistas, son los primeros en «ver» los daños que la ceguera de la norma inflige a nuestro planeta, a nuestra sociedad, y tienen el valor, como Spiderman, de elevarse contra todos para decirnos: «¡Basta ya!». Son los iniciadores de una forma de resistencia que no es una militancia fruto de un análisis lógico y racional, sino de un compromiso profundo, visceral, que la reflexión viene luego a alimentar y a informar. Son el porvenir de nuestro tiempo, los que se opondrán a la brutalidad del ser humano considerado rey.

Son esos militantes a los que tachan de *ultras*, comprometidos con salvaguardar el medioambiente, la dignidad de los animales, la de esos niños y esos adultos esclavos encerrados en las fábricas donde se produce nuestro confort material. Se rebelan, se enfurecen, gritan, son excesivos, son singulares, tienen un comportamiento que transforma nuestro mundo y nos insta a ser hipersensibles también, para actuar cada uno a su nivel en ese gran proyecto que es la defensa de nuestra humanidad.

Son como ese niño que, en el patio del colegio, rompe la *omertá* para consolar al blanco de las burlas; sus compañeros no se lo perdonarán, le harán el vacío, tal vez lo excluirán, pero él no lo piensa cuando actúa. Son como ese ejecutivo al que he visto arrodillado en una acera para ayudar a una anciana a levantarse cuando todos los demás seguían indiferentes su camino. A menudo, sus poderes son minúsculos, pero los ponen al servicio de un proyecto mucho más grande que ellos, nuestro proyecto colectivo para el futuro de la humanidad.

Spiderman es extraño. Los héroes de la vida cotidiana también son extraños. Y esto es lo que los salva, lo que nos salva a todos. Éric Safras, que conoce a Spiderman al dedillo, es categórico: «Sin sus cualidades, su hipersensibilidad, su fragilidad, su timidez..., que la sociedad considera erróneamente como defectos, sería una máquina de matar. Gracias a ellas, en todos sus combates, aguanta los golpes. Y así es como se convierte en un verdadero héroe».

El Hombre Araña, como todos los hipersensibles que conozco, se inscribe en el linaje de las grandes figuras mitológicas, de los héroes portadores de un hándicap que favorece sus hazañas, que los lleva a vencer allí donde todos los demás han fracasado –el historiador de las religiones Georges Dumézil habla de *mutilación calificadora*, una debilidad o una discapacidad de la que derivan unos poderes inmensos, que te hace literalmente sobrehumano.

Odín es un dios tuerto, que ha perdido un ojo, pero ha adquirido a cambio la capacidad de ver mejor las penas de todos los humanos. «Siente» más que los demás porque dos cuervos le cuentan todo lo que ven en los nueve mundos. En el panteón escandinavo, está dotado, gracias a sus dones, de múltiples funciones: es tanto el dios de la victoria y del saber como el patrono de los magos, los poetas y los profetas.

Tyr, por su parte, es un dios manco que ha sacrificado la mano para ganarse la confianza de un lobo. En el panteón germánico, representa el derecho y la justicia, por oposición al desorden y a la deshonestidad. ¡Unas cualidades muy hipersensibles!

También podría citar al celta Nuada, a los indios Savitr y Bhaga..., y a los dioses de los panteones de nuestros adolescentes y de los niños que todavía somos, los héroes de los cómics, los mangas y los tebeos que han tomado el relevo. Obélix, tan fuerte, pero tan tímido y sensible; Nicky Larson, siempre embargado por sus emociones... Cada uno a su manera encarna una fragilidad, y entre el humor y la fantasía, nos enseñan a realizarnos, no a pesar de nuestra sensibilidad extrema, sino con ella.

Lo curioso es que esos héroes nos emocionan, pero cuando volvemos a la vida real olvidamos lo que nos dicen y nos sentimos culpables de nuestras singularidades.

No te limites: aunque no lleves puesto tu traje de Spiderman, el «sentido arácnido» permanece en ti.

Puntos clave

- Sin una sensibilidad extrema, los héroes no pueden ser superhéroes. Esta hipersensibilidad explica sus poderes y su aptitud para percibir lo que los demás no ven.
- Las aventuras de los superhéroes son los mitos de nuestro tiempo. Nos enseñan cómo llevar a cabo algo que en la actualidad es esencial: hacer las paces con nuestra hipersensibilidad.
- La hipersensibilidad es una cualidad fundamental que nos ayuda a enfrentarnos a las dificultades de nuestras vidas y, más ampliamente, a las que debe afrontar la sociedad en su conjunto.

Ejercicio

No te limites por tu hipersensibilidad: es oro entre tus manos. Si la rechazas, te privas de ese tesoro.

¿Eres tímido o eres nervioso? Busca el poder que se esconde en lo que tú llamas «tu defecto».

En realidad, sientes con una agudeza especial todo lo que pasa cuando estás con alguien.

En vez de reprochártelo, de refugiarte en tu timidez o en tu nerviosismo, de obsesionarte con ello, sal y explora estos recursos que te han sido concedidos.

Serán un punto de partida prodigioso para desplegar tu creatividad.

Capítulo 25

ENAMORADO

Las cuatro maravillas de la hipersensibilidad

Lejos de ser un campo reservado a unos pocos, la hipersensibilidad es un estado que todo ser humano encuentra en un momento u otro de su vida: con ocasión de un duelo, de una crisis, de una fragilidad..., o también cuando se enamora. De repente, estamos ahí, completamente abiertos, desnudos, receptivos, temblando de impaciencia, con un deseo, un entusiasmo, un miedo, una emotividad, una sensibilidad exacerbada que se superponen a la felicidad, a la angustia, al ardor, al temor de no estar a la altura. Salimos del régimen ordinario y de su sistema de filtros reguladores.

Estar enamorado es una experiencia extrema de la hipersensibilidad: el enamorado o enamorada se ve conmocionado, afectado, electrizado, trastornado, torpedeado y desestabilizado por un cambio de orden, por la pérdida de sus puntos de referencia habituales. La vida resplandece, se sale de lo normal, de la mediocridad. De repente, vemos desplegarse en nosotros las cuatro maravillas características de todos los estados hipersensibles. ¡Y qué lástima no explorarlas al menos una vez en la vida!

MARAVILLA 1: TE SIENTES PLENAMENTE VIVO

Tienes la impresión de que, hasta ahora, solo fingías vivir. Estabas en el gris; de pronto, el mundo se te abre, lleno de colores, cálido, verdadero. Las barreras artificiales entre la razón, las emociones, el cuerpo y los sentidos ya no existen. Todo se entrechoca; simplemente estás vivo, todo está vivo a tu alrededor. Estabas en invierno y descubres la primavera. Estabas dormido y te has despertado. Un perfume, una silueta, una música, una frase... te transportan; los pensamientos y las ideas surgen y se atropellan. Estás al acecho y haces bien, porque todas las posibilidades son tuyas. Tu alegría es intensa.

MARAVILLA 2: ESTÁS CONECTADO CON TODO

Has salido de tu ensimismamiento, te abres al mundo y la sensación de plenitud en todo tu ser es infinita. Te desbordas sobre el universo entero. Caminas por la calle, sientes la luz y no te contentas con verla, te concierne; no es un espectáculo, sino una amiga que te habla del ser amado. Te cruzas con un niño que va en bicicleta, y no solo es un niño, es la infancia misma, que está ahí para ti, que te sonríe, que te conmueve. Todas las barreras que has erigido para protegerte han explotado, las anteojeras han desaparecido. Tu sensibilidad está en efervescencia; tus antenas, desplegadas; tu corazón, dilatado. Todo te interesa, todo te emociona, todo te despierta, todo te zarandea. Vives en la hiperempatía, vibrando con cada estremecimiento del otro. Desplazado por una presencia continua a tu lado, en tus pensamientos, ya no estás en un control lógico, intelectual y cerebral de la realidad, sino en otro régimen de presencia en el mundo. En la rutina de la vida cotidiana, la pérdida de control te aterraba. Ahora, en cambio, la aceptas, la reclamas, se vuelve sublime. Has perdido el sentido de las proporciones: una palabra te anima, te cambia totalmente el día. En *La divina comedia*, Dante habla del «amor que mueve el sol y las demás estrellas». Es la faceta poética, casi mágica, de la dimensión amorosa, y también es la otra cara de la hipersensibilidad.

MARAVILLA 3: TU CORAZÓN CANTA

Y tú también tarareas, tienes cosas que decir, tienes ganas de hablar, aunque sea para no decir nada. Tu corazón se desborda, te sientes poseedor de un tesoro formidable, tienes ganas de compartirlo. Eres presa de una necesidad irreprimible de expresarte para no ser aplastado por la intensidad de lo que estás viviendo. Sales de tu reserva y te dejas llevar. Sensible a los más mínimos detalles, abandonas la mediocridad que te rodea, ves el mundo más hermoso. Estás transido, emocionado, conmovido; sientes, resuenas, eres empático con todo lo que existe. Todo canta a tu alrededor y tú mismo te conviertes en un poema, una canción, una celebración de la existencia. Eres el Werther de Goethe cuando afirma: «Me pierdo, me extravío y sucumbo bajo la imponente majestuosidad de esta visión». Una frase que habla de amor, pero que resume todos los elementos de la hipersensibilidad: estamos invadidos por los sentimientos, extraviados por el exceso de emociones, sucumbimos ante la presencia del otro, nos maravillamos. Vivimos en el exceso...

MARAVILLA 4: LA FELICIDAD DE LLORAR

Las lágrimas son una verdad profunda, física y orgánica; un saber íntimo que te hace estar vivo. Cuando estás enamorado, representan el desbordamiento de tu exceso de emociones. Están más allá de la diferencia habitual entre la alegría y la tristeza, te cuentan la amplitud del deslumbramiento que sientes y que no se expresa con palabras. Se convierten en el signo de tu reconciliación contigo mismo, con tu corazón. Esas lágrimas son ricas, plenas, intensas. No las aplastes, no te censures. Consiéntelas y déjalas brotar: son las alas que sientes crecer y el impulso que te mueve. Te hacen muchísimo bien.

El enamoramiento proporciona una fuerza cuyo origen es el despertar de la vida en ti. Porque estás vivo, estás conectado, necesitas expresarte, pues sabes que por fin has alcanzado algo de verdad. Hay un enigma que sin cesar me interpela: ¿por qué todos aspiramos a estar enamorados..., y por qué, al mismo tiempo, desconfiamos del estado gemelo del amor, que es la hipersensibilidad?

El hipersensible tiene la suerte de vivir permanentemente estas cuatro maravillas. La verdad es que no siempre es cómodo, ¡pero es tan exaltante! Ten confianza en esa intensidad de la existencia. Son muchos los que se pasan toda la vida buscándola, aunque sea a través de las películas románticas, las novelas y la poesía. Y tú la tienes todos los días a tu alcance, todos los días te hace aprehender lo sublime.

Con estas cuatro maravillas gozas de una gran ventaja: sabes cómo acceder fácilmente a la felicidad.

Puntos clave

- Existen muchos puntos en común entre el enamoramiento y el estado de hipersensibilidad.
- No son estados necesariamente cómodos, pero siguen siendo los más maravillosos de nuestra existencia.
- Estar enamorado no es un problema. Ser hipersensible, tampoco.
- Estos dos estados despiertan las cuatro maravillas que son la sal de la vida: son hermosos, verdaderos, vivos y justos.

Ejercicio

En cada momento de tu vida, puedes vivir microdosis de enamoramiento que te permitan cultivar las cuatro maravillas. ¡Incluso con un amigo o una amiga por los que no sientes amor romántico!

Concédete unos minutos para sentir hasta qué punto esa persona te afecta sin motivo.

Tienes ganas de decirle que la quieres, una palabra muy simple, pero te sientes intimidado.

Ármate de valor y deja que hable tu corazón.

Permite que brote tu hipersensibilidad, aunque te parezca extraño, incómodo.

Tu relación contigo mismo y con el otro se transformará.

Pruébalo, vale la pena.

Capítulo 26

LA SEXUALIDAD

Explorar, descubrir, sentir: la suerte de ser hipersensible

La sexualidad es desmesura. No me refiero evidentemente a la ficción de la pornografía, donde todo es falso, sino a la sexualidad en toda su plenitud. Creer que puede realizarse fuera del registro de la hipersensibilidad es una ilusión; no puede existir sin la intensidad de la plenitud, sin la confianza, sin la aceptación por parte de cada uno de su humanidad, de sus perturbaciones, sus vértigos y sus emociones. De su hipersensibilidad.

¿Por qué la sexualidad es a la vez perturbadora y deliciosa? He encontrado la respuesta más hermosa a esta pregunta en la epopeya de Ulises, el héroe de la guerra de Troya.

El retorno a su casa de Ítaca, junto a su esposa Penélope, será un largo periplo jalonado de aventuras extremas, mágicas, extrañas, unas aventuras donde quedan abolidas las fronteras entre los mundos, narradas por Homero en la *Odisea*.

Una de estas etapas lo lleva a Ogigia, la exuberante isla de la ninfa Calipso. Calipso es una reina de una belleza absoluta, tan desmesurada como la perfección de su isla. Los dioses sucumben a sus encantos, pero es de Ulises de quien la ninfa se enamora. Este no es insensible a su amor y prolonga su estancia junto a ella. El texto de Homero lo evoca púdicamente: «Fueron al fondo de la cueva donde vivieron juntos y se entregaron al placer».

Ulises queda deslumbrado, sus sentidos colmados, pero echa de menos algo: la profundidad de su relación con Penélope. Decide partir. Calipso, que lo ama, intenta retenerlo. Está dispuesta a ofrecerle la inmortalidad, pero a pesar de todo lo que ha conocido entre sus brazos, él rechaza este regalo: «¡No te enojes conmigo, venerada deidad! Conozco muy bien que la prudente Penélope te es inferior en belleza y en estatura; siendo ella mortal, y tu inmortal y exenta de la vejez. No obstante, deseo y anhelo continuamente irme a mi casa y ver lucir el día de mi vuelta».

Renuncia a un mundo donde todo sería cómodo y fácil, donde sus sentidos estarían permanentemente colmados. Prefiere seguir viviendo las turbulencias propias de todo hipersensible, la intensidad, la alegría, las lágrimas, las penas, la rabia, el exceso. Elige el riesgo y la dificultad, la certidumbre de la muerte y una esposa que envejece. Esto puede, en efecto, parecer sorprendente. Pero sigamos con la historia.

Años más tarde, Ulises vuelve por fin a su casa. Encuentra a Penélope. Esta no tiene efectivamente ni la belleza ni los poderes de Calipso. Pero, con ella, Ulises se realiza plenamente. Su sexualidad se ve colmada porque se alimenta de una dimensión suplementaria. Homero lo cuenta con estas palabras: «Cuando hubieron gozado los placeres del amor, se entregaron al deleite de la conversación, y cada uno le contó al otro sus cuitas. Ella se holgaba de oírlo y no se durmió hasta que se acabó el relato».

Ulises elige como ser humano la profundidad de la relación, con una historia y unos riesgos compartidos. Afirma su sexualidad como una dimensión de la existencia que va más allá de la destreza técnica y que merece ser reconocida. Una experiencia hipersensible que apela a todas nuestras facultades, a todas nuestras antenas: emocionales, intelectuales y, por supuesto, sensoriales.

Ulises habría podido convertirse en dios. Prefirió seguir siendo humano para vivir esa experiencia, esa locura sana que es la verdad del ser humano. Mientras que otros soñarían con encontrar a su Calipso, él comprendió que la sexualidad es mucho más que Calipso: es una aventura, un riesgo que sorprende, desplaza, zarandea, que escapa de nuestro control, un lugar de sinceridad absoluta, totalmente habitado, y, por lo tanto, más humano que perfecto. Cuando dos seres hacen el amor, el cielo y la tierra se encuentran.

El relato de Homero se sitúa a mil leguas del de nuestros medios, que reducen la sexualidad a unos cuantos momentos cuantificados, a estadísticas, a términos medios. Bajo su pluma, la sexualidad rebasa el cuerpo; también es la palabra que apoyándose en el cuerpo nos hace más reales, menos etéreos, menos abstractos. Se convierte en un acto hipersensible por naturaleza.

El hipersensible sabe, mejor que los demás, que su cuerpo no está separado ni de su inteligencia ni de sus emociones. Sabe quitarse la máscara, se atreve a aventurarse a lo desconocido, donde el campo fragmentado y caótico de la realidad toma forma, se despliega y deja de ser doloroso para volverse palpitante, estimulante, acorde con el exceso que borbotea en él.

La extrañeza te desplazará fuera del marco de lo conocido. Lo abandonarás tanto mejor cuanto más anclado estés en la confianza y más asentado en la seguridad.

No tengas miedo de tu humanidad, es un regalo, una suerte inaudita. Confía en ella.

Puntos clave

- Permitir que tu hipersensibilidad exista es una condición necesaria para una sexualidad plena.
- La sexualidad nos enseña a hacer las paces con nuestra hipersensibilidad: cuando haces el amor, ser hipersensible ¡es genial!
- En su epopeya, Ulises nos da una lección magistral: no hay que arrepentirse de ser humano.

Ejercicio

No quieras dominar la situación.

Tómate el tiempo de explorar todas las orillas de vuestra intimidad con tu pareja.

Apoyaos en la seguridad de la relación para desnudaros, más allá de las normas que no solo nos asfixian, sino que, sobre todo, nos impiden confiar en nuestro cuerpo, en nuestra sensibilidad, en nuestras emociones y en nuestro inconsciente.

Ellos saben qué necesitamos para realizarnos plenamente.

Capítulo 27
LA MEDITACIÓN
No reproches al mar que tenga olas

La primera vez que medité, hace casi treinta años, sentí que por fin tenía «derecho a ser». Ya no tenía que lograr nada, ni siquiera tenía que calmarme, simplemente tenía que dejarme en paz. Aquel día, me sentí autorizado a vivir mi hipersensibilidad, a dejarme invadir por mis pensamientos, a emocionarme, a estar a la vez triste y alegre, a tener dolor de espalda en aquella posición incómoda. Estaba en una aceptación profunda y radical de mi persona. Mi alivio era inmenso. Dirigido por mi primer iniciador, Francisco Varela, y por grandes maestros tibetanos, estaba aprendiendo sencillamente a revivir.

Han pasado los años y me he dejado atrapar por el espíritu de los tiempos. Por la práctica de otro tipo de meditación que se iba generalizando. De repente, ya no me instaban a meditar para ser yo, sino para alcanzar un estado determinado de calma. Para ello, debía aprender a mirar mis emociones, mis pensamientos, que supuestamente pasaban por mi mente como una nube que cruza el cielo, hasta que el cielo se despejaba. Pero mi cielo no se aclaraba nunca. Meditar se había transformado en una especie de combate, y yo no lo conseguía: un hipersensible no lo consigue nunca. Cuanto más meditaba, peor me sentía. Cuanto más practicaba, más desanimado estaba. Mi vida se encogía. Me reprochaba no ser capaz de «lograrlo», perdía la confianza en mí mismo.

Ya casi no recordaba que la meditación había sido capaz de aliviarme, de hacerme olvidar mi miedo, de hacerme alcanzar algo mucho más grande que ese miedo. Estaba totalmente desanimado. Ahora, la meditación me hacía más mal que bien.

Mis preguntas, mis dudas, el tiempo y los avatares de la existencia me llevaron más tarde a releer las primeras enseñanzas que recibí. Meditar, se decía en ellas, es abrirse incondicionalmente a lo que uno vive, tal como lo vive. Es un trabajo de escucha y de aceptación. Es el arte de hacer las paces con la propia sensibilidad, respetándola, dándole espacio, sin juzgarla, sin rechazarla, sin reprocharse nada.

¿Por qué había perdido confianza en algo tan simple y ahora empleaba la meditación para, en el fondo, reprocharme a mí mismo ser hipersensible? Recordé que con mis primeros maestros yo no miraba mis pensamientos como una nube, sino que me autorizaba a sentirlos en todo mi cuerpo. No me apartaba de mi experiencia; al contrario, me acercaba a ella hasta estar plenamente presente dentro de ella, me estabilizaba en contacto con ella.

Decidí volver radicalmente a ese espacio de meditación hecho de atención y de presencia, en el que no me reprocho mis debilidades, sino que entro más profundamente en contacto con ellas para que surja la fuerza. He abandonado todo proyecto, todo objetivo. He recomenzado a meditar. Meditar es dejarse en paz. Es una actitud de sentido común que nos permite anclarnos, ser más fuertes para enfrentarnos a nuestros problemas, para transformar nuestras dificultades. Así, hoy, por ejemplo, me he sentido herido por el comentario desagradable de un amigo. Ese episodio me obsesiona, no lo comprendo. No me sirve de nada intentar «hacer el vacío en mi cabeza» ni inspirar y espirar para controlarme: mi cabeza no se «vacía» con un esfuerzo de mi voluntad. Además, es importante darme cuenta de que sentir lo que siento no es un defecto que deba corregir. Y aunque lo fuera, no puedo reprimir esta emoción apartándome de ella porque no soy un robot, sino un ser humano con sus afectos, sus emociones, sus percepciones y su subjetividad.

Calmarse es lo opuesto de *estallar*. Son las dos únicas vías que se nos ofrecen: reprimir la rabia o dejar que estalle. Mis maestros me transmitieron una tercera vía completamente diferente. Consiste en pararme y examinar lo que siento, como con un microscopio. No se trata de cuestionar lo que sentimos, de comentarlo, sino simplemente de explorarlo con objetividad, con una actitud abierta y benevolente. Sí, me he sentido herido y experimento una emoción.

Empiezo por aceptar esa emoción, aunque no sea agradable. Luego la delimito. ¿Dónde la siento corporalmente? ¿En la garganta, en el pecho? Voy a interrogarla: ¿cuál es su textura? ¿Y su color? ¿Es roja o amarilla, puntiaguda, afilada, caliente? No la evito, al contrario, me acerco al máximo a la experiencia que estoy viviendo, le hago preguntas, voy sin temor a su encuentro en vez de rehuirla.

Solo después lograré poner una palabra a esa experiencia. ¿Es realmente rabia? ¿No será más bien miedo, inquietud o humillación? A medida que voy avanzando, me doy cuenta de que mi emoción me aplasta mucho menos. La he reconocido, la he nombrado, la he aceptado, le he permitido ser. Ya no me obsesiona. Ya estoy aliviado, me siento mejor. Ya se puede ir.

Finalmente, vuelvo a mi presencia corporal, esa actitud fundamental en la que me dejo en paz. Estoy anclado en el suelo, me autorizo a ser como soy. Para ayudarme a anclarme aún más, puedo sentir el espacio a mi alrededor, delante de mí, mi respiración, el contacto de mi cuerpo con el cojín o con la silla –se puede meditar muy bien sentado en una silla si se desea–. Abro mi campo de percepción para estar en el presente sin permanecer focalizado en mi problema, que muchas veces ya ha dejado de serlo.

La meditación no es introspección. No consiste en pensar, sino en sentir. Luego ya veremos cómo actuar. ¿Hablarlo con ese amigo? ¿Describirle la rabia que he sentido? ¿Pasar página? Primero hay que oír lo que esa rabia nos dice...

El hipersensible que siente permanentemente emociones intensas no es culpable de no sentirse en calma. La calma no se puede forzar. Su sensibilidad no es un defecto, sino una apertura a un mundo extraordinariamente fecundo. Sus emociones no son un lastre, sino un regalo que lo conecta con el mundo y con los demás. Ahora bien, el modelo de meditación que nos transmiten hoy niega nuestro ser y puede ser muy peligroso. En todo caso, sus consecuencias son desastrosas.

A menudo, en los seminarios que organizo, recibo a «supervivientes de la meditación»: han sido dañados por ella porque se han desconectado de su experiencia en vez de explorarla. Los comprendo bien porque yo mismo he pasado por ello. Hay terapeutas que todavía hoy vienen a contarme los estragos de una determinada práctica que no logra más que desconectar a los individuos de sus emociones: a fuerza de querer calmarse, meten sus problemas debajo de la alfombra, los ocultan, los disimulan. Y no por ello desaparecen: siguen sufriéndolos y se convierten en obstáculos.

En un seminario recibí a una mujer que había vendido su empresa dos meses antes y no lo superaba. Ahora se había convertido en empleada y le parecía que había cometido un error. La acompañé para meditar sobre lo que sentía. La ayudé a explorar su despecho, su angustia, sus temores. Les plantó cara, los interrogó. Comprendió que no lamentaba esa venta ni su nuevo estatus, sino que echaba de menos el binomio que había formado con su socio. Hubo una época en la que se hablaban a diario, tomaban las decisiones juntos, recibían juntos las buenas y las malas noticias. Ahora estaba sola. Lo que le faltaba era su compañero, nada más.

No reproches al mar que tenga olas, no te enfades con el viento porque sople, no te decepciones porque los árboles crezcan: eso es lo que me enseña la meditación. Ama la vida.

Puntos clave

- Toda forma de meditación y, más en general, toda técnica o enfoque que te lleve a reprocharte tus emociones y a sentirte culpable por experimentarlas, probablemente no sea beneficiosa para ti.
- Sea cual sea la vía que elijas, debe implicar reconciliarte contigo mismo, hacer las paces, vivir lo que eres, abrazar tus emociones y tus contradicciones.
- Meditar o vivir no implican calmarse, sino dejarse en paz.

Ejercicio

Dejarse en paz es la puerta de acceso a toda forma de meditación.

Abandona la idea de que vas a practicar y siéntate en una silla o en un cojín. Permanece abierto a todo lo que pasa. Por fin estás disponible.

Oyes, ves, sientes la tensión en tu cuerpo, a lo mejor estás enfadado y triste.

No luches.

Dale la bienvenida a todo lo que percibes, a todo lo que sientes y tiene derecho a ser.

Entra despacio en esa experiencia, tómate todo el tiempo que necesites, escúchate.

Si aparecen juicios —«no lo consigo», «tengo ganas de hacer otra cosa»—, reconoce simplemente que eso es lo que está ocurriendo aquí y ahora para ti.

La práctica es eso.

Estos minutos te han abierto a la realidad de lo que eres.

Capítulo 28

EL ARTE

El exceso que te hace sentir bien

Yo tenía trece o catorce años cuando mi padre recibió un regalo que le sorprendió: dos entradas para un concierto de música clásica. Él no era especialmente aficionado al arte ni a la música, le parecía que eran algo reservado a un público culto, entendido, diferente, aparte. La idea de encontrarse con esa élite en una sala de conciertos le parecía extravagante.

Ignoro lo que me impulsó a pedirle que me dejara acompañarlo. Yo no había escuchado nunca música clásica, sabía que mis padres estaban muy ocupados con su trabajo, pero sentía que era absolutamente necesario que fuéramos. Mi insistencia bastó y mi padre aceptó.

Aquella tarde, en la sala que, efectivamente, era muy bella, lloré mucho. En cuanto brotaron las primeras notas, tuve la impresión de que la música se derramaba en mi corazón. Comprendía, sin saber cómo ni por qué, lo que decía. Estaba conmovido en lo más profundo de mi ser. Cada silencio, cada nota, cada *crescendo* de la orquesta despertaban en mí y expresaban mucho mejor que yo unas emociones a las que raras veces había tenido acceso con tanta verdad. Me sentí arrebatado por ese movimiento que me llevaba a sentir aún más profundamente, a vibrar como jamás había vibrado. Al lado de mi padre, en medio de todos aquellos desconocidos, estaba autorizado a experimentar un exceso que, por una vez, me hacía bien, daba forma, ponía rostro, a lo que yo no lograba identificar ni expresar. Me abrí, era feliz.

Después de aquella experiencia inaudita, me atreví a empujar yo solo la puerta de un museo. Me encantaba dibujar, pero mi carencia de cultura artística había sido hasta entonces un freno a mi entusiasmo. No miré los cuadros como un experto, pero mi corazón se reconocía en ellos: delante de aquellos rostros, aquellos gestos que expresaban el dolor, la alegría, el miedo, la preocupación, me reconocía. Y los reconocía: daban carta de naturaleza a los sentimientos que me embargaban. Los sublimaban.

Tenía veintisiete o veintiocho años cuando me invitaron a enseñar meditación en Londres. El seminario duraba varios días y los organizadores me habían buscado alojamiento en casa de un historiador del arte. John Steer tenía más de setenta años y una larga vida profesional tras de sí. Yo había empezado a frecuentar los museos, pero estaba lejos de ser un entendido. Una tarde, me propuso acompañarlo a la National Gallery.

Steer había dedicado sin duda horas y horas de enseñanza a cada uno de los cuadros allí expuestos. Sin embargo, se detenía delante de cada uno como si lo viera por primera vez. Yo pensaba que me explicaría las técnicas. Solo me hablaba de las imágenes que evocaban los lienzos. Y me invitaba a contemplarlos.

Yo era joven y no muy instruido: me atreví a hacer una pregunta que jamás haría hoy. Le pregunté cuál era el cuadro más bello del museo. Él no perdió la compostura y me llevó ante una tela de Tiziano, *Noli me tangere* (*No me toques*), que representa a Jesucristo y María Magdalena. Yo estaba estupefacto: nos hallábamos rodeados de obras maestras, y él me señalaba uno de los cuadros que a mí me parecía menos interesante, más «mal pintado». Sin duda, la decepción se leía en mi cara, y entonces él me explicó: el paisaje que aquí era real, el árbol que era un árbol de verdad, el espacio que cobraba vida, y el asombroso gesto de Jesucristo que, mientras le decía a María Magdalena que no lo tocara, la envolvía con ternura y la acogía. El cuadro se metamorfoseó. Ante aquel Tiziano, estaba viviendo una de mis mayores emociones artísticas.

Durante años, seguí yendo a Londres para acompañar a John Steer a los museos. A su lado, aprendía a mirar los cuadros de nuevo, a embarcarme en una aventura con cada cuadro que veía y con lo que sentía, a transformarme por el solo hecho de contemplar una pintura. No me enseñaba historia del arte, que luego estudié en la universidad, sino la manera en que podía apoyarme en mi sensibilidad para tener acceso a los mayores tesoros de la humanidad.

Me siento consternado cuando me doy cuenta de hasta qué punto nuestra relación con el arte se ha vuelto abstracta, intelectual. Se habla de cultura, de conocimientos, de discursos, nunca de educación para la vida, de emociones y de sentimientos. Sin embargo, ¡una obra de arte es un medicamento! Aristóteles fue uno de los primeros en afirmarlo.

Partió de un hecho sorprendente: constató que al salir de una representación teatral o musical –hoy añadiríamos una sesión de cine–, los espectadores se encontraban mucho mejor, había aumentado su alegría de vivir, su bienestar, su entusiasmo. Y Aristóteles desarrolló a partir de ahí su teoría de «soportar la purificación de las emociones».

Toda obra, dice, tiene un valor catártico en el sentido literal del término. La *catarsis* de los griegos designa la acción de purgar, de limpiar, de purificar. En la *Poética*, Aristóteles describe a individuos «entusiastas, poseídos», que hoy calificaríamos de hipersensibles, y «que vemos tranquilizarse al escuchar los cantos sagrados, cada vez que recurren a las melodías que arrebatan el alma, como si hubiesen encontrado en ellas curación y purificación».

En la *Política*, va más lejos: «Nada hay tan poderoso –escribe– como el ritmo y el canto de la música para imitar, aproximándose a la realidad tanto como es posible, la cólera, la bondad, el valor, la misma prudencia, y todos los sentimientos del alma, como igualmente todos los opuestos a estos. Los hechos bastan para demostrar cómo la simple narración de cosas de este género puede mudar la disposición del alma».

Herederos de esta teoría, Jung y Freud hablarán de *sublimación*, tomando prestado este término a la química, en la que designa el proceso por el cual un cuerpo sólido se transforma directamente en uno gaseoso sin pasar por el estado líquido. En psicoanálisis, este proceso, que se encarna sobre todo en las artes o en las prácticas religiosas, abre la vía a valorar las emociones más que a reprimirlas: se hacen más ligeras, ya no nos pesan, ya no nos ponen en peligro. Tienen derecho a ser.

El hipersensible siempre está temiendo verse arrastrado por sus emociones, desbordado por ellas. El arte le permite reconocerlas, darles espacio, aceptarlas, liberarlas. Le hace ver que el dolor, la angustia y la pena tienen su nobleza y están inscritos en el contrato de la vida. Una música, un cuadro, una película, tienen el poder de impresionarnos y transformarnos, sublimando nuestras emociones en armonía.

Sueño con un museo en el que los visitantes estén dotados de auriculares digitales que no les inviten, como es el caso, a recibir de forma pasiva una información que deben comprender, sino que los guíen por una auténtica experiencia. Que los lleven a un estado de *shock* que transforme su ser mediante el júbilo. Que les enseñen cosas también, porque el saber no es únicamente intelectual, sino, antes que nada, sensible.

Eso es lo que repetía Hannah Arendt, que escandalizó en su época al decretar que «es tan útil y tan legítimo mirar un cuadro para conocer mejor un periodo determinado como útil y legítimo es utilizar una pintura para tapar un agujero en la pared». Tras acusar a «la palabra misma de *cultura*» de haberse «vuelto sospechosa», recordaba que «la cualidad más importante y fundamental» de una obra es «arrebatar y emocionar al lector o al espectador más allá de los siglos». Y tenía toda la razón.

Cuando vayas a un museo, ¡sobre todo, no trates de verlo todo! Busca el cuadro que te interpela, que te emociona. Concédele el tiempo de emocionarte. Es mucho más fácil de lo que te imaginas. Al principio tal vez titubearás y no te atreverás, porque te han enseñado a contar, a pensar, a ser lógico, pero nunca a sentir. Da el primer paso, escucha a tu corazón, te sorprenderá ver lo fácil que es.

Incluso tu pena, incluso tu cólera, te arrastrarán a un espacio infinito donde al fin harás las paces contigo mismo y con la humanidad.

Puntos clave

- Una obra de arte, sea cual sea, no existe para instruirnos, sino para hacernos bien.
- El poder catártico del arte interpeló a Aristóteles y fue retomado posteriormente por Jung y Freud. La obra nos permite hacer las paces con nuestra sensibilidad, dándole forma.
- El arte nos autoriza a dar espacio a nuestras emociones, a reconocerlas y aceptarlas.
- La hipersensibilidad es una cualidad importantísima que nos da acceso al arte del mundo entero.
- No hay emoción ni dificultad que una obra de arte no pueda transformar.

Ejercicio

Da el primer paso: empuja la puerta de un museo.

No te dejes impresionar por el público ni por las obras.

Elige una de las menos conocidas para evitar la afluencia a tu alrededor y autorízate a sumergirte en lo que ves.

Aquí, un cuenco de fresas que te recuerda a tu abuela.

Allá, un gesto de ternura que no te atreves a concederte, una mirada bondadosa, un enfado, una llamada a la acción.

Evádete para vivir una experiencia de apertura, una experiencia más sencilla de lo que te imaginas, pero profundamente verdadera.

Capítulo 29

LA PRINCESA DEL GUISANTE

Por qué asumir la propia vulnerabilidad

Érase una vez un príncipe que quería casarse con una princesa «de verdad». Había recorrido todo el mundo, conocido a docenas de princesas, pero ninguna le había parecido «de verdad».

Tras ese largo viaje, había vuelto a casa, muy triste y sin novia.

Una noche de tormenta, alguien llamó a la puerta del castillo. Era tarde, los criados ya estaban acostados, el viejo rey bajó personalmente a abrir. Delante de él vio a una joven. Estaba empapada, el cabello chorreando, el agua le entraba en los zapatos y salía por los talones. Se quedó horrorizado por el espectáculo. Y la muchacha, además, pretendía ser una princesa de verdad y pedía hospitalidad. El rey la dejó entrar.

Desde las primeras líneas, este cuento publicado por Andersen cuando solo tenía treinta años es rico en enseñanzas. Primero, algo que a menudo olvidamos: no hay que fiarse de las apariencias. Durante sus viajes, el príncipe había visto a muchas princesas vestidas de oro y de plata, pero ninguna había logrado convencerlo de su autenticidad.

Frente a esa muchacha que llama de noche a la puerta del castillo, empapada, sucia, sola, el viejo rey tiene la prudencia de no cerrar la puerta. Todo ser, en su fuero interno, tal vez sea una princesa «de verdad», pues cada uno posee la capacidad de estar en armonía con su humanidad profunda. En ocasiones, el hipersensible parece tan perdido, tan turbado, que da la impresión de no sintonizar con su humanidad. Nos sorprende su extrañeza, incluso puede darnos miedo. Hay que saber mirar más allá de las apariencias.

La reina, la madre del príncipe, se reúne con su marido. Escucha a su vez el relato de la joven y le ofrece su hospitalidad. ¿Dice que es una princesa de verdad? La reina, que posee una mirada profunda sobre la realidad, le prepara ella misma una cama para pasar la noche. Retira toda la ropa, deposita un guisante sobre el somier y pone encima treinta colchones, y luego treinta edredones.

Al día siguiente por la mañana, la reina le pregunta a la princesa cómo ha pasado la noche. La muchacha tiene mala cara. Da educadamente las gracias a sus anfitriones por su hospitalidad, pero confiesa que no ha pegado ojo: «Sabe Dios qué había en esa cama. He estado acostada sobre algo duro y tengo moratones por todo el cuerpo». Una piel tan sensible, dice la reina, solo puede ser la de una princesa de verdad. El príncipe, por fin satisfecho, se casó con ella. El guisante, según dicen, aún sigue expuesto en el gabinete de los tesoros del reino.

Mi ahijado, a quien le contaba este cuento para reconciliarlo con su propia hipersensibilidad, estaba desconcertado: ¿basta con ser sensible para convertirse en una verdadera princesa? La respuesta obviamente es que sí, y por varias razones. Una princesa de verdad es portadora de una auténtica *nobleza*. ¿Qué significa esta palabra?

Primero, la auténtica nobleza es la capacidad de estar en el mundo, de sentir el mundo en vez de quedarse encerrado en uno mismo como en una torre de marfil. Esta facultad es más acusada en los hipersensibles.

La auténtica nobleza también es la capacidad de ser uno mismo más que representar ser otro permanentemente. Una falsa princesa (símbolo de la vanidad) se habría secado y arreglado antes de llamar a la puerta del castillo, probablemente acompañada de escolta. La auténtica princesa no necesita llevar ninguna máscara: no deja de ser una princesa, por muy sucia y mojada que esté.

Una falsa princesa no se habría permitido tampoco notar el guisante debajo de los treinta colchones y los treinta edredones, y de haberlo notado, por la mañana habría puesto buena cara en vez de decir la verdad. La auténtica princesa, en cambio, no necesita envararse en su papel. Nota el guisante igual que siente el sufrimiento del mundo que el guisante simboliza, porque está abierta al mundo y es sensible a él. Confesar su debilidad es un signo de nobleza.

Esta lección nos lo da a entender. La verdadera princesa es singular, diferente de todas las demás muchachas que el príncipe ha conocido. No se enorgullece de ello, pero se asume tal como es, con su hipersensibilidad.

No te dejes engañar por la trama convencional de este maravilloso cuento que acaba con la boda del príncipe y la princesa. También cuenta la fuerza y el coraje de los hipersensibles que se salen de las normas y no actúan nunca como los demás.

Admira a esta princesa atípica, tan sensible, que no teme enfrentarse a la tormenta cuando todos los demás están a salvo en sus casas, y que tiene el valor de llamar a la puerta de un castillo desconocido para pedir hospitalidad. Es una mujer libre y decidida. No se deja engañar por las apariencias: se presenta tal y como es. Es fuerte: ella sola recorre todas las etapas de la heroicidad hasta superar con éxito la prueba final. La prueba del guisante. Ella es el auténtico motor de la historia, y no el príncipe.

Tu hipersensibilidad es tu palanca.

Puntos clave

- La hipersensibilidad es parte de esa nobleza inherente a todo ser humano. Es un tesoro que hay que cultivar.
- La hipersensibilidad se presenta a veces como un estado extraño e inquietante. Seamos como el rey y la reina que miran más allá de las apariencias, con una actitud acogedora. Es entonces cuando descubren el tesoro, la auténtica princesa que está ante ellos.
- Es importante aceptar nuestra vulnerabilidad, no avergonzarnos de lo que sentimos. Así es como se abren las puertas de los más fabulosos castillos.

Ejercicio

Las convenciones sociales te han enseñado a callar, a sofocar tus emociones. Ya es hora de que aprendas de nuevo a expresarlas.

Atrévete a decir que estás nervioso, que estás emocionado, que algo te afecta.

Pero hazlo como la princesa: con sencillez y delicadeza, todo te está permitido.

Capítulo 30

LA PRESA

Los vampiros existen en la vida real

El hipersensible es una presa ideal para los depredadores: tiene buen corazón, es abierto, sincero, confiado..., comparte sus emociones desinteresadamente, sin tratar de protegerse. Claro que gracias a sus antenas superdesarrolladas detecta a distancia a los violentos, los malos, los agresivos. Pero existe un tipo de depredador al que no detecta porque le cuesta ver su lado perverso: el vampiro.

En la vida real, el vampiro existe y es temible. No es el individuo frío, convencional, duro, con quien los contactos son de entrada formales y distantes, manteniéndose generalmente dentro de los límites de la cortesía. Este es, sin duda, desestabilizador, pero no va de caza, solo se preocupa de su propia apariencia. El vampiro tampoco es el manipulador corriente e interesado que únicamente busca quitarse de encima un trabajo o un tema complicado, a quien el hipersensible, con sus ganas de hacerlo todo lo mejor posible, no sabe decir que no.

El vampiro es de otra calaña. Sabe halagarte, ofrecerte calor e intimidad, darte confianza. Teje su telaraña alrededor de la presa que ha elegido. Hiperempático, el hipersensible cae en la trampa: como es incapaz de abusar de otra persona, no concibe que alguien pueda hacerlo con él.

Al vampiro se lo califica normalmente de *perverso narcisista*. Pero esta denominación es torpe. Este perverso no tiene nada de Narciso: no se ama a sí mismo. Es tan ignorante de sí mismo y de su mundo interior que es incapaz de establecer una relación con sus propios conflictos y recursos. Está desconectado de sí mismo y necesita alimentarse del otro: de sus emociones, de su sinceridad, de su capacidad de llegar al corazón, de desnudarse, de ser sincero. Lo devora, se sacia con él, viviendo así vicariamente de aquello de lo que carece. Este perverso es vampírico. Como dice Sartre en *A puerta cerrada*, «necesita el sufrimiento de los demás para existir».

Uno de mis amigos fue presa de un vampiro: su compañero. El cerco empezó a cerrarse muy pronto, pero como el otro le decía al mismo tiempo que él era un príncipe, mi amigo se culpabilizaba de sentirse agobiado y de desconfiar. Lo había apartado de sus amigos y conocidos. Jugaba con él al ratón y al gato, creando una tensión en su relación, aprovechándose de lo que mi amigo podía aportarle y luego rechazándolo brutalmente, instilando en él la duda, dándole la impresión de que era culpable sin saber qué falta había cometido.

Mi amigo estaba bajo el yugo de su compañero, y este lo menospreciaba. Había comprendido su necesidad de afecto, de reconocimiento y de verdad, y se burlaba de él. Lo utilizaba, se saciaba con su vida y lo dejaba sin vida a él, sin fuerzas para reconstruirse. Alternaba los halagos y las críticas, y mi amigo tenía miedo de perderlo. El vampiro lo instaba a ser sincero, pero él no lo era. Lo engañaba con otro hombre. A pesar de todo, mi amigo seguía dependiendo de ese compañero, de su mirada, de sus sonrisas, de esa relación en la que todo era falso. Algunos días, sentía que se ahogaba. Esa relación le hacía daño, sobre todo porque estaba convencido de ser el único culpable. Había perdido la confianza en sí mismo.

Ya no era más que una presa: su vampiro necesitaba cada vez más sangre, más vida, para saciarse. Sin lugar a dudas, disfrutaba viendo sufrir a mi amigo. Así es como todos los vampiros se sienten bien, se sienten fuertes. Al no poder arriesgarse a encontrar al otro en la dimensión amorosa de la intimidad, que se basa en desnudarse ante el otro, gozan con una relación de control y dominación.

Mi amigo se había vuelto una piltrafa; sentía que se deslizaba hacia la locura. Hubo un tiempo en que había estado conectado con el devenir de la vida, con su prodigalidad. El vampiro, desconectado de la vida, había estropeado la suya. Se vengaba a través de su víctima, que se despertó demasiado tarde, cuando ya casi estaba muerto. Después de su ruptura, en la que al final tomó la iniciativa, mi amigo se hundió en una profunda depresión. Tengo la impresión de que nunca se recuperó del todo. El vampiro le había chupado toda la sangre.

El hipersensible debe tomar conciencia de que los vampiros existen: es una lección fundamental, ya que son demasiado peligrosos para él. Evidentemente, esta no es una razón para vivir desconfiando siempre; además, el hipersensible muchas veces no es capaz de hacerlo, a costa de un sufrimiento que le corta las alas. Sin embargo, el modo de funcionamiento de los vampiros, su sistema de caza y su voluntad de instrumentalizar le son tan ajenos, y su necesidad y sus ganas de ayudar son tan fuertes, que debe redoblar la vigilancia.

La comprensión del fenómeno te libera. Cuando ves tejerse a tu alrededor un lazo de dependencia, cuando empiezas a sentirte culpable porque la relación se tambalea, eso significa que la relación no existe.

No hay relación posible con un vampiro. Y para ti, la única solución es largarte. El vampiro es cobarde: frente a la fuerza, no trata de resistir.

Puntos clave

- Los hipersensibles son presa fácil para los vampiros, porque tienen varias cualidades: son empáticos, saben escuchar y quieren ayudar. El vampiro utiliza estas cualidades para crear un lazo de dependencia.
- El vampiro se alimenta de la sangre de su presa; la priva de todo impulso vital y la destruye.
- Los vampiros actúan según unas técnicas de caza, y estas son fáciles de detectar.
- Si en una relación me duele el estómago, estoy tenso y no consigo dormir, debo abandonarla.

Ejercicio

Si te ves encerrado en el cerco de un vampiro, neces tas ayuda para liberarte, un tercero que aborde el proceso con una mirada objetiva, porque tú ya no ves nada: ya no sabes quién tiene la culpa, la confusión te desconecta de la vida.

Busca a un terapeuta o un amigo, exponle los hechos y escucha lo que te diga.

Capítulo 31

NARCISO

¿Has reconocido de veras tu hipersensibilidad?

He dedicado años de investigaciones y varias obras[1] a Narciso, el mito más importante de nuestro tiempo. También es el mito menos conocido y el más maltratado.

Narciso se ha convertido en el nombre de un defecto: el que consiste en estar demasiado centrado en uno mismo. Se trata, sin lugar a dudas, de un error de diagnóstico. Los narcisistas son muchísimos, nos dicen. ¡Falso! Si hoy sufrimos es primero porque, en esta época de dominio de las normas, no somos lo bastante narcisistas y vivimos, por el contrario, en un profundo desconocimiento de nosotros mismos. Si propugno un retorno de Narciso es porque es el antídoto de esa violencia social que nos tiene sometidos.

¿Qué nos cuenta ese mito?

Narciso es el hijo de una ninfa. Crece sin haberse visto nunca, vive en una profunda ignorancia de su propia naturaleza. Es muy guapo, dice la leyenda, pero él no lo sabe. En la mitología, la belleza no es solo la del cuerpo, sino también la del alma, la de todo el ser. De ello puede deducirse que Narciso es «una bella persona». Él no lo sospecha. Es el caso de mucha gente: les dicen que son guapos o guapas, lo cual es objetivamente cierto, pero no lo saben, no se lo creen, rechazan lo que consideran un cumplido falso. De hecho, tú eres el único que puede aprehender tu propia belleza, en un encuentro íntimo, profundo y sincero contigo mismo.

---

1. *Sauvez votre peau, devenez narcissique*, París, Flammarion, 2018; *Narcisse n'est pas égoïste*, París, Flammarion, 2019.

Todos los hombres y mujeres que se cruzan con Narciso se enamoran de él, pero Narciso no responde a su amor. Desesperado, Ameinias se da la muerte con su espada. La ninfa Eco se deja morir hasta que solo subsiste de ella la voz. También es el drama del hipersensible que no se ha aceptado: en la ignorancia de sí mismo y de su modo de funcionar, le cuesta entrar en una relación sincera y profunda con los demás.

Un día, al volver de cazar, Narciso se inclina por casualidad sobre un arroyo y ve por primera vez su reflejo en el agua. Se descubre: se produce el *shock* del encuentro. Un periodista que me entrevistó en la radio, hablando del mito de Narciso, me mostró, en directo, su escepticismo: «Hay arroyos y manantiales por todas partes –me dijo–, por consiguiente es absurdo que Narciso pasase toda su infancia y adolescencia sin verse». Me asombró su asombro: ¡conozco a muchísimas personas que no se han visto nunca! Tengo una amiga que sufre mucho, pero no lo sabe; funciona como un robot, como una máquina. Tengo un colega excesivamente duro, cortante, despectivo, pero no lo sabe; jamás se ha visto. Se cree genial y piensa que sus colegas son incompetentes. Podría seguir dando ejemplos...

Narciso se enamora del ser que ve reflejado en el agua. Pero todavía no se ha encontrado. Ve la belleza sin saber que es la suya. Hoy se afirma un poco precipitadamente que Narciso se enamoró de sí mismo; de hecho, no se ha reconocido y está desconcertado. Es la primera etapa del camino hacia el descubrimiento de uno mismo: ves algo, pero no sabes que eres tú. Esta etapa puede ser peligrosa si no se supera.

Narciso se enamora de esa belleza que ha visto sin sospechar que es la suya, le gustaría apoderarse de ella, fundirse con ella. Es un error fatal que puedes cometer si el encuentro contigo mismo se transforma en voluntad de dominarte. Pero el joven logra superar esa etapa. Se reconoce, alcanza una forma de júbilo maravillosamente representada en el mito: se metamorfosea de inmediato en una flor de narciso, la primera flor de la primavera, símbolo del renacer, símbolo de la vida. Quien haya tenido la suerte de ver un campo de narcisos tiene que haber quedado deslumbrado por el esplendor de esa eclosión de vida que sin duda subyugó a los antiguos. Si ser narcisista fuera un defecto, los griegos no le habrían puesto a Narciso este nombre. Le habrían puesto otro, más sombrío, más aterrador. Pero optaron por el nombre del renacimiento.

Al encontrarse, Narciso renace. Se libera de sí mismo y se abre a los otros y al mundo. La aceptación de sí mismo es un rayo que lo fulmina. El cambio es inmediato. Mientras no te has aceptado, eres desdichado, te culpabilizas, te escondes detrás de un falso *self*, apartado de ti mismo, con una profunda ignorancia de ti mismo, con una profunda extrañeza respecto de ti mismo, porque no comprendes lo que te pasa y por qué no respondes a los estándares comunes que ves a tu alrededor, en tu familia, en la escuela, en la vida. Lo que te presentan de la vida en sociedad, de la vida en relación, no se corresponde con lo que tú vives, con lo que tú sientes. No es para ti. Sientes que los otros no sienten, te emocionan cosas que no les conmueven, te sientes culpable y luego te rechazas. Ves amenazas a tu alrededor, pero la única amenaza de verdad es la ignorancia profunda que tienes de ti mismo.

Nos dicen que si nos encontramos, si exploramos lo que somos, nos encerraremos en el laberinto del ego. La realidad es que estoy perdido en ese laberinto mientras no sé quién soy ni dónde estoy. Mientras no soy narcisista.

Después del cambio, tan pronto como me he atrevido a mirar debajo de mi caparazón y me he encontrado, descubro la salida de ese laberinto. Descubro que tengo fuerza. Mucha fuerza. A partir de ahí, puedo pasar a la etapa siguiente y asumir lo que soy.

Cuando eres quien eres, cuando asumes tu hipersensibilidad, tu singularidad, estás liberado. A tu alrededor, todo se vuelve más sencillo, más ligero. Por fin has alcanzado una sensación de paz.

Puntos clave

- Conocerse, reconocerse y apreciarse no son defectos: el encuentro con uno mismo es una condición necesaria para que eclosione la vida.
- Cuando pueda apreciar la belleza en mí, la belleza de mi hipersensibilidad, podré, por fin, reconocer al otro.
- Explorando lo que eres te liberas del laberinto del ego.
- Narciso da nombre al renacimiento, no al egoísmo.

Ejercicio

«Que esté en paz,

»que sea feliz,

»que conozca la alegría.»

Autorízate a decir estas tres frases. Todos los días, mientras caminas para ir al trabajo, en un medio de transporte, dondequiera que estés, repítelas.

Al principio, te parecerá imposible, grosero, torpe y egoísta.

Acepta estos pensamientos en vez de dejarte apresar por ellos, los reconocerás como simples aseveraciones fruto de tu educación, de tu «formateo» social, pero no hay razón para que se te impongan.

Autorízate a repetir estas tres frases y a sentir todas las emociones que las acompañan.

Con el tiempo, desarrollarás poco a poco un sentido de paz real y aprenderás a conocerte.

Desplazarás el poder de estos pensamientos que, desde hace años, ha fagocitado tu vida.

Capítulo 32

LO SUBLIME

Exaltado, transportado: en el corazón de la experiencia de la hipersensibilidad

La relación de los hipersensibles con la belleza es muy especial, desconcertante para ellos y para los que conviven con ellos. Es como si ya no estuvieran únicamente en el exceso, sino en el infinito.

La belleza de la que hablo no es ese sucedáneo corriente, estandarizado, tan generalizado hoy día. Es lo sublime que tiene la capacidad de conmover, de transportar, de entusiasmar.

Sublime es una palabra actualmente tan devaluada que ha perdido todo su sentido. Es una lástima, porque Occidente tardó siglos en forjarla para describir lo que describe: la experiencia hipersensible. Derivada del latín *sublimis*, que significa «alto, elevado», esta palabra tiene una hermosa historia que merece ser contada.

En torno al siglo I de nuestra era, en la época de Tiberio, un autor anónimo le dedica una obra: *De lo sublime*. Escrito en griego, en forma de correspondencia, este tratado describe una experiencia profana tan fuerte, tan trascendente, que despierta emoción en las altas esferas. En los siglos siguientes, sin duda por la presión combinada de religión y política, ese tratado quedó oculto.

Pero no desapareció del todo. Se conservaron algunos ejemplares en varias bibliotecas, protegidos de las miradas. En la década de 1670, resurgió. No estaba completo: la última parte, que al parecer estaba dedicada a la libertad de expresión, desapareció definitivamente. Boileau, hombre de letras, poeta y polemista, es quien lo rescata: lo traduce del griego, lo anota, escribe un prefacio y lo publica. El éxito es enorme.

El tratado *De lo sublime* aborda toda clase de experiencias a primera vista inconexas, pero cuyo criterio común es la elevación del pensamiento y de los sentimientos. Es «el rayo», una «fuerza devastadora que provoca el arrebato o el éxtasis». No es la pasión, sino «un concurso de pasiones», un «cuadro de conjunto», una apoteosis. Boileau, en sus anotaciones, toma el ejemplo del discurso en el que, según él, lo sublime no depende de los efectos de estilo, sino de «lo extraordinario y lo maravilloso que impresiona y hace que una obra eleve, arrebate y transporte».

Desde entonces, la noción de lo sublime iluminará la historia del pensamiento occidental. Un siglo después de Boileau, Kant se apodera a su vez del tema y se pregunta dónde situar la frontera entre lo bello y lo sublime. Dedicará a esta cuestión unas páginas magníficas de su *Crítica de la facultad de juzgar*. Lo bello, dice, es lo armónico, lo ordenado, lo que proporciona un placer estético. Lo sublime es otra cosa. No solo se sitúa un grado por encima de lo bello, sino que tiene que ver con la desmesura, la grandeza que desestabiliza y conmociona. «Sobrepasa toda medida de los sentidos» y, en comparación, «todo lo demás es pequeño».

Al describir lo sublime, Kant cuenta de hecho la experiencia de la hipersensibilidad con su intensidad, su desmesura, sus paradojas, en las cuales se conjugan la turbación y el placer, el temor y la alegría más profunda, la relación con algo muy elevado que llamaríamos en el lenguaje de hoy *espiritual*. En la experiencia de lo sublime, aceptas sentir algo que te supera.

Lo sublime brota de lo infinito. Es la turbación al ver una tempestad furiosa sobre un mar embravecido, la elevación del alma ante unas cumbres nevadas que se pierden dentro de las nubes, la emoción en el silencio de un bosque donde los robles se alzan, de noche, por encima de unas sombras solitarias. Es el encantamiento frente a un cielo estrellado que admiramos tal como es, abandonándonos al espectáculo sin permitir que intervengan la razón ni las preguntas. Es la luna roja que, en mi infancia, me conmocionaba. No podía apartar de ella la mirada y tenía la impresión de volverme loco, de tanto como me subyugaba.

Lo sublime es una experiencia irreductible, fundamental, indispensable, que no pasa por la inteligencia, sino por los sentidos, por el corazón, por las emociones. «Lo bello –escribe Kant– es como un favor, mientras que lo sublime ejerce una forma de coacción que gana nuestro apoyo a nuestro pesar.»

Vamos al encuentro de lo bello; lo sublime, en cambio, se apodera de nosotros sin previo aviso.

Todo ser humano, insiste, está abierto a esa experiencia intensa, casi exagerada. Una experiencia en la cual acepto ser interpelado por lo grandioso, por lo universal, que despierta en mí un sentimiento de respeto, una vivencia comparada con la cual todo parece carecer de importancia.

Lo sublime es esa capacidad de exaltación que las personas hipersensibles experimentan intensamente. Kant, que los denomina *melancólicos*, reconoce que son más aptos que otros para vivir la relación con lo sublime. Sin duda, lo sublime se corresponde con su capacidad de dejarse transportar fuera del marco, de la norma, de lo convenido; de sustraerse al peso de los automatismos, para imaginar, crear, inflamarse, estar en el movimiento de la vida que rebasa la vida cotidiana. Con cada conmoción, nuestra humanidad se despliega, salimos de lo ordinario para entrar en un registro distinto, donde las mezquindades se desvanecen y solo subsiste un extraordinario «sí» a la vida.

El movimiento romántico nacerá de esa apertura a una nueva sensibilidad, a una nueva manera de estar en el mundo. Recuperando lo natural del ser humano –rechazado durante un tiempo–, valorará las experiencias íntimas con la naturaleza, la grandeza de las emociones y de los sentimientos. Recordará que encerrarse únicamente en la comprensión lógica nos desposee de una experiencia fundamental de la existencia. Autorizará de nuevo el desenfreno, los arrebatos, la felicidad inmensa del olvido de sí mismo.

Tus ojos merecen permanecer abiertos a la poesía del mundo. Lo sublime es ciertamente cósmico, pero puede ser tan extraordinariamente banal como nadar entre las olas o tumbarse una tarde en el campo bajo un sol de primavera. Autorízatelo.

Puntos clave

- Lo sublime no es lo bello, es una experiencia de lo infinito.
- Kant revela a los hipersensibles que, llevando hasta el extremo ciertas experiencias paradójicas, turbadoras, se sienten transportados.
- Abandónate a lo sublime. Te sientes arrebatado, transportado, te olvidas de ti mismo.
- Todo ser humano está abierto a esta experiencia intensa, casi exagerada. Los hipersensibles lo están más aún que los demás.

Ejercicio

Recuerda experiencias con lo sublime que hayas conocido, en las cuales te hayas sentido totalmente arrebatado. Momentos grandiosos, cósmicos, aunque objetivamente fueran simples: un paseo a la orilla del mar, una inmersión en la naturaleza.

Quizá no hayas prestado atención a ese momento, pero retrospectivamente te das cuenta de que pertenece a otra dimensión de tu vida.

Para mí, es asistir a un concierto. Al entrar en la sala, dejo todos mis problemas en la puerta para acceder a otro mundo, a un mundo mágico.

Lo sublime no pertenece al orden del bienestar, pero proporciona un soplo de aire fresco para las semanas siguientes.

Me recuerda que mi vida es plena y rica.

Desde que lo sé, me autorizo a asistir a varios conciertos durante el año.

Me concedo derecho a esas experiencias hipersensibles de lo sublime.

Capítulo 33

LA NATURALEZA

Liberarse de la relación con el tiempo y sintonizar con la vibración del mundo

Conozco obras maestras de la pintura, conozco monumentos fascinantes, y también conozco árboles impresionantes.

Al otro extremo de la línea del ferrocarril interurbano, en el arboreto de la Vallée-aux-Loups, he descubierto un árbol mágico, un cedro azul llorón gigantesco que despliega sus ramas sobre una superficie increíble de setecientos metros cuadrados. Voy periódicamente a saludarlo. No es muy viejo, apenas ciento cincuenta años, lo cual no es gran cosa en la vida de un cedro, pero en mi escala, cuando estoy ante él, experimento el tiempo, entro en otro tiempo, abandono mi tiempo, y con él, mis problemas y mis preocupaciones. Paseo bajo sus ramas, me detengo para admirarlo. Me tranquiliza su tiempo vasto y profundo, amplio y sereno, siento que me protege. Me siento cobijado, abandono las discordancias de mi vida cotidiana y estoy de nuevo en armonía. Mi visita dura a veces una hora, a veces más. Le digo adiós cuando me siento bien. Ese árbol tiene el poder de curarme de todas las heridas.

Alguna vez me escapo algo más lejos. Voy hasta el mar. El mar siempre ha sido para mí el lugar de una experiencia muy singular: frente a él, mi espíritu se pone en pausa. Lo observo durante horas, me disuelvo en su movimiento, sintonizo con la vibración del mundo. Mis preocupaciones vuelan, me siento autorizado a absorberme en cada una de sus variaciones, en cada una de sus olas, en cada nube que se refleja en su superficie. Comprendo que tengo derecho a ser una nube, y a medida que las horas pasan, tengo la impresión de volverme tan ligero como esa nube. El mar que observo se vuelve más importante que cualquier otra cosa en el mundo. Salgo de mi pequeña torre de obligaciones, y el espacio se abre, infinito, a mi alrededor. Me disuelvo en el espacio, me pierdo en él, me cargo de energía. Me curo. Mis problemas me parecen menos apremiantes, menos pesados. Al restablecer el contacto con la vida, recupero la confianza en mí mismo, una fuerza muy simple, muy corriente, pero muy poderosa.

Cuando está en flor, el pequeño cerezo que hay enfrente de mi casa posee ese mismo extraño poder curativo. Lo posee en realidad todo el año, pues me llena de júbilo la perspectiva del momento mágico de su floración, de esa mañana en que, al despertar, lo descubriré totalmente vestido de rosa. ¿Es corriente ese cerezo? En su presencia, me acuerdo de que el tiempo no es una rutina. El poder del despliegue de la vida que hay en él me pone frente al poder del despliegue de la vida que hay en mí, en nosotros. Vuelvo a estar vivo, presente, aquí y ahora. Me regocijo. Estoy de nuevo sincronizado con lo que es. Me permito regocijarme hasta convertirme yo mismo en la eclosión de sus flores.

Trabajando en este libro, he encontrado un antiguo estudio científico al que muy pocos prestaron atención cuando se publicó. Es obra de un arquitecto americano, Roger Ulrich. Para diseñar centros de salud bien adaptados, hizo un curso de psicología ambiental y luego fundó un centro de investigación interdisciplinar único en su género, que conjugaba dos disciplinas: la arquitectura y la medicina. Posteriormente, cambió de profesión y abandonó su práctica arquitectónica para convertirse en asesor de entornos sanitarios.

Ese primer estudio, fruto de una larga investigación, se publicó en 1984 en la prestigiosa revista *Science*. Se refería a pacientes que habían sufrido la extirpación de la vesícula biliar, muy dolorosa en la fase posoperatoria. En el hospital, algunos pacientes ocupaban una cama con vistas a una pared de hormigón, mientras que otros gozaban de una vista con árboles. Comprobó que los primeros, que solo veían hormigón, se quedaban un día más en el hospital, consumían más analgésicos, padecían más complicaciones y, según el personal de enfermería, tardaban más en sonreír, en recuperar los ánimos y en tener ganas de bromear.

Años más tarde se realizaron nuevos estudios, cuando este tema, confinado a pequeños círculos, empezó a interesar a más gente. Uno de los más sorprendentes fue el llevado a cabo en 2008 por Park y Matson, dos investigadores del Departamento de Horticultura de la Universidad de Kansas. Los pacientes, después de una apendicectomía, se dividieron en dos grupos, uno con una planta con flores en la habitación y el otro sin ella. Curiosamente, los pacientes que recibieron la planta demandaron muchos menos analgésicos que los que no la tenían... y su nivel de estrés y ansiedad era significativamente más bajo.

Otro estudio comparativo realizado con presos revela que los que gozan de celdas que dan a un jardín o a un árbol acuden con mucha menos frecuencia a la enfermería. Y podríamos multiplicar los ejemplos, pues los estudios de este tipo son actualmente bastante numerosos.

Estos datos han cambiado el concepto de *naturaleza* que prevalece desde hace siglos en nuestras sociedades. La veíamos como algo exterior a nosotros. Nos gustaba admirarla como un bello espectáculo. Habíamos olvidado que también nosotros somos seres naturales que formamos parte de la naturaleza, que no estamos simplemente frente a ella, como algo diferente. Solo los hipersensibles lo saben y lo viven.

Si el cerezo en flor delante de mi casa posee el poder de curarme es porque, en realidad, yo no estoy solo contemplándolo, sino sintiéndolo.

Al mirarlo, adivino que la vida que crece en él también crece en mí. Me lleva y me sostiene, me alimenta, me empuja a entrar, como él, en la vida. Es lo que Merleau-Ponty llamaba la *intencionalidad operante* de la naturaleza.

Eso es cierto para todo el mundo, pero aún lo es más para el hipersensible que vive en la intensidad, en el desorden, en la discordancia. Él o ella tienen una necesidad profunda de reencontrarse en un ambiente sensible, vivo, que los apacigüe con su sencillez fecunda. Ya no se les pide nada, solo que vivan una complicidad armónica.

Cuando te sientas abrumado, cuando tus antenas se disparen, sal, mira un árbol, una flor, olvídate de ti unos instantes, conviértete en árbol, conviértete en flor. Autorízate, como ellos, a desplegarte y a ocupar tu espacio. Aprovéchalos para sintonizar con el movimiento de la vida que está ahí, siempre en transformación. Nada es inmutable...

Puntos clave

- El hipersensible tiene una necesidad visceral de naturaleza. Es importante respetar esa necesidad.
- Ante todo, somos seres vivos, y nos resulta indispensable permanecer en contacto con la vida.
- El poder terapéutico de la naturaleza, aunque solo sea una planta verde o un ramo de flores, está corroborado por una serie de estudios científicos.

Ejercicio

La naturaleza no tiene por qué ser un bosque. Puede ser el pequeño parque que hay al lado de casa.

Añade a tu rutina la costumbre de ir de vez en cuando a pasear por él con toda tu hipersensibilidad, es decir, dejando que tu hipersensibilidad se expanda, sin filtrarla, sin retenerte, sin intentar comprender por qué esa oruga o esa flor tienen el poder de cautivarte.

Deja que todo venga a ti: ningún paseo se parecerá al anterior.

Durante un paseo, me crucé con un pequeño insecto verde muy raro que no había visto nunca.

¿Mi mirada le molestó? Estaba mirando su caparazón que, en realidad, eran sus alas. Las desplegó y salió volando. Tan alto que ya no lo vi más.

Ese pequeño milagro me fascinó.

Capítulo 34

DARWIN

Por qué la evolución selecciona a los hipersensibles

¿Para qué sirven las personas hipersensibles? Es la extraña pregunta a la cual W. Thomas Boyce, un pediatra y psiquiatra infantojuvenil americano, dedicó la mayor parte de sus investigaciones; es decir, a estudiar la parte de la herencia genética en la hipersensibilidad. En un congreso conoció a otro apasionado por el tema, Bruce Ellis, un psicólogo también americano, autor de varios artículos publicados en revistas científicas de prestigio. Los dos hombres formaron equipo con el objetivo de explicar por qué los hipersensibles han sido protegidos por la evolución desde hace centenares de milenios.

La hipersensibilidad no es solo algo propio de los humanos. Boyce había trabajado antes con el primatólogo Stephen Suomi con poblaciones de macacos. Habían realizado una serie de pruebas muy sofisticadas, entre ellas la toma de la temperatura de los monos en las orejas: los sujetos más tímidos y más reactivos al estrés tenían la temperatura de la oreja derecha más alta que la de la oreja izquierda, lo cual atestigua un funcionamiento diferente de los dos lóbulos del cerebro. Las diversas pruebas permitieron demostrar que entre los monos, así como entre los humanos, entre el 15 % y el 20 % de los sujetos jóvenes tienen un perfil «altamente reactivo» a las situaciones nuevas o estresantes.

Este perfil no sería fruto únicamente de la historia personal del individuo, sino sobre todo de una sensibilidad neurológica, y por lo tanto orgánica. Según Boyce[1] está inscrito en nuestro fenotipo, que es la expresión de nuestros genes, de nuestro ADN. Este fenómeno extraño resulta de mutaciones que se han producido durante el proceso de la evolución, que ha durado centenares de milenios.

Si esas mutaciones han sido privilegiadas por la evolución es evidentemente porque tienen su utilidad, de lo contrario habrían desaparecido. Tienen incluso una doble utilidad, según Boyce: aumentan las probabilidades de supervivencia de los individuos y, por consiguiente, de la especie, no solo en los entornos apacibles que el hipersensible prefiere, sino también en las situaciones estresantes.

Esta afirmación se entiende cuando uno está familiarizado con el modo de funcionamiento de los hipersensibles.

En las situaciones estresantes, estos últimos actúan desde la prehistoria como vigías: sus antenas desplegadas les permiten, en efecto, percibir los peligros antes que los demás y, por lo tanto, avisar al grupo. Una huella en el suelo o unas ramas anormalmente esparcidas les informan de que hay un depredador o una presa cerca, de que va a haber tormenta, de que la cueva no es lo bastante segura o de que hay una roca que está a punto de caer.

En los periodos apacibles, también son necesarios para el grupo. Su apertura, su receptividad, siempre les han permitido distinguir las plantas comestibles y las medicinales, juzgar la salubridad de su entorno, explorar los desafíos de la novedad, aplicar nuevas técnicas en agricultura y ganadería, inventar herramientas; en definitiva, favorecer el crecimiento y, por lo tanto, la buena salud del grupo.

---

1. W. Thomas Boyce, *L'orchidée et le pissenlit*, París, Michel Lafon, 2020.

«La extraña persistencia de la reactividad que, como ahora sabemos, está ligada a la enfermedad y a los trastornos mentales en las poblaciones humanas, sería debida, pues, a sus virtudes protectoras frente a la adversidad», afirma Boyce, insistiendo en la importancia de que exista un porcentaje del 15 % al 20 % de hipersensibles en una sociedad determinada para que esta pueda funcionar normalmente. Los hipersensibles son en cierto modo más vulnerables que los demás, pero son sobre todo increíblemente más competentes.

Los trabajos de W. Thomas Boyce lo llevaron a otra constatación: tanto entre los macacos como entre los humanos, algunos sujetos hipersensibles están enfermos con mucha mayor frecuencia que los demás y, en cambio, otros gozan de una salud mucho mejor, tanto física como psíquica.

Además de la base genética que determina la hipersensibilidad, ha puesto en evidencia otro factor que explica la evolución de los hipersensibles: el contexto en el cual crecen y viven. El hipersensible reconocido como tal y que goza de condiciones agradables y apacibles es más sólido que la mayoría de la población. Es como si su hipersensibilidad, alimentada por un contexto favorable, le diera más medios para desarrollarse.

Vista con perspectiva, esta constatación me ha ayudado a comprender mi propia historia. No tuve una infancia fácil: mis padres eran adorables, sí, pero no tenían ni el tiempo ni los conocimientos suficientes para acoger al niño hipersensible que yo era y que requería mayor atención. Trataron de buena fe de luchar contra mi hipersensibilidad, soñaban con que fuera un niño como los demás, y eso era aterrador. Yo estaba a menudo enfermo, enfadado, abatido.

A pesar de los recuerdos que conservo y que en algunos casos son bastante traumatizantes, logré posteriormente habitar mi hipersensibilidad creando las condiciones de seguridad y de confianza que la convierten en una ventaja. Hoy comprendo por qué, incluso siendo un joven adulto y sin grandes medios, necesitaba tener mi propia biblioteca en casa. Ocupaba mucho espacio en un piso pequeño, pero la presencia a mi alrededor de los libros que me gustan y me alimentan me reconfortaba de una forma increíble. Lo sabía de manera intuitiva. Ignoraba que la seguridad afectiva que esa biblioteca me proporcionaba era necesaria para mi salud y mi apertura óptima al mundo.

La buena noticia es que uno no lleva toda la vida el peso de su infancia: el hipersensible no está nunca condenado, siempre tiene la posibilidad de volver a partir de cero, y es sin duda por eso por lo que fue seleccionado por el proceso evolutivo entre tantos portadores de otras particularidades que sin duda alguna existieron, pero que han desaparecido.

En todos los momentos de tu vida puedes «rectificar el tiro» descubriendo y, más tarde, construyendo tu espacio de seguridad, un entorno socioemocional que transforma tu hipersensibilidad en fuerza. Puede tratarse de un puñado de amigos con los cuales te sientes bien; de tu trabajo, con el que te realizas; de tus hijos, con los que has desarrollado una relación verdadera y profunda. O de una habitación de tu casa en la que te sientes bien, rodeado de los objetos que te gustan, que te hablan, que te apaciguan. Construir ese contexto es un trabajo que requiere tiempo. Pero vale la pena...

Puntos clave

- No te sientas culpable por ser hipersensible: esta cualidad está inscrita en tus genes.
- Es una cualidad tan valiosa que, desde hace cientos de milenios, está protegida por el proceso evolutivo.
- Toda sociedad necesita tener una proporción del 15 % al 20 % de hipersensibles para funcionar y desarrollarse.
- Tú tienes el poder de convertir tu hipersensibilidad en una fuerza colosal, creando un espacio de seguridad dentro del cual puedes cargar las pilas y realizarte.

Ejercicio

Cada uno de nosotros tiene un contexto de seguridad, un lugar, una situación en la cual se siente afectivamente protegido, y en la que se apoya para realizarse y abrirse al mundo. Pero no es fácil descubrirlo de entrada.

Tómate el tiempo que necesites, detecta los lugares y las situaciones que te proporcionan seguridad y procede luego, por exclusión, hasta encontrar tu punto de anclaje.

Luego cultívalo, preservalo, procura que te dé el apoyo necesario para que tu sensibilidad se convierta en una fuerza.

CONCLUSIÓN

El día que conocí a Anne-Sophie Pic, volvía de su jardín con un montón de hierbas aromáticas en sus brazos. Estaba radiante, dispuesta a probar una combinación nueva entre la damasquina y el estragón de México con una pizca de cardamomo verde. «Probablemente estoy buscando una perfección excesiva en el equilibrio de los gustos —me confesó aquella mujer hipersensible, y luego añadió—: Es la esencia misma de la vida.»

Aquel día, la chef con tres estrellas Michelin me dio una lección de felicidad que puede resumirse en un término: el punto justo. En sus propias palabras: «El punto justo es para mí una evidencia. Es la base de la cocina: en cuanto algo es complicado y no proporciona emociones, déjalo estar. Bueno, no siempre: los destellos de la exactitud no se producen siempre. Hay llanos, altos y bajos...».

El arte de encontrar el punto justo es el arte de la hipersensibilidad. Es el arte de la felicidad. He pensado en ello, pero no es el fruto de un razonamiento, ni de un trabajo intelectual. No se mide por la intensidad ni por la cantidad, no se planifica ni se puede prever. Se vive, se detecta por la sensación de plenitud que nos invade. Es el arte de lo sencillamente verdadero, que el hipersensible siente con todas las fibras de su cuerpo, con todos los pensamientos de su mente.

Es una historia de amor. Es la sonrisa de mi abuela cuando sacaba del horno su tarta de queso, tan sencilla, pero tan sabrosa. Es el dibujo que trae el niño el Día de la Madre o del Padre. Es el actor que coloca el tono y la frase en el momento oportuno. Es la sonrisa del hortelano al ver sus primeros tomates. Es una emoción jubilosa que enseguida tenemos ganas de compartir, de transmitir. Es esa sensación pletórica a través de la cual sentimos que nuestra humanidad, colmada, se expande.

Identificamos la felicidad con un estado de bienestar continuo, con una carretera perfectamente lisa, sin baches, con un sucedáneo de satisfacción. La vida de un hipersensible no responde, por suerte, a esa idea reduccionista.

La suya es la vida real. Es una aspiración continua al «¡uau!», a lo sublime, a lo verdadero, a lo justo. No se conforma con menos. Exige de ti que te remangues para contactar con lo real, te pide que te comprometas con lo que te gusta.

Conocerás momentos de frustración, forman parte de la vida. Son una bendición: gracias a ellos, cada vez llegas más lejos en una búsqueda que no se satisface con lo ordinario. Avanzarás por un camino que es en sí mismo tu felicidad.

Porque esta es la clave que descubre todo hipersensible: la felicidad es comprometerse con la propia vida. Todos estamos enamorados de algo. Y tú, ¿de qué estás enamorado? Encuentra tu vía, tu camino; déjate alimentar por lo que es verdadero para ti. Recibe ese don: es el que te da acceso a la alegría originaria, a la felicidad verdadera...

AGRADECIMIENTOS

A Djénane Kareh Tager, que mantiene el fuego a salvo, sean cuales sean los vientos contrarios.

A Alexis Lavis, siempre dispuesto para emprender una aventura grande y sublime.

A Hadrien France-Lanord, a quien siempre, en lo más esencial, he tenido a mi lado.

Este libro se ha nutrido de profundos encuentros y quisiera aquí dar las gracias a...

Michel Le Van Quyen por compartir generosamente sus investigaciones en ciencias cognitivas.

Francis Taulelle, que con tanta honestidad me ha ilustrado sobre los senderos mal conocidos de la mente humana.

Philippe Aim, por nuestras conversaciones sobre el Talmud y quien arrojó luz sobre la historia de Jacob presentada en este libro.

Catherine Vasey, que ha querido compartir conmigo su profunda experiencia de las nuevas formas de sufrimiento en el trabajo.

Éric Safras, que a raíz de un vídeo colgado en mi canal de YouTube quiso escribirme para compartir su experiencia sobre el sentido de los superhéroes.

Doy las gracias a todos los que me escriben en las redes sociales y que comparten conmigo su experiencia vital y sus preguntas; ellos han sido los que me han motivado para escribir este libro.

Doy las gracias a Jeanne Siaud-Facchin, W. Thomas Boyce, Christel Petitcollin y Evelyn Grossman, cuyos trabajos me han permitido empezar a preguntarme qué es la hipersensibilidad.

Este libro ha podido ver la luz gracias a...

Susanna Lea, que con tanta fortuna defiende siempre mis libros y vela por ellos con tanto amor.

Guillaume Robert, que me acompaña con una precisión y una comprensión profundas, y con un entusiasmo que es realmente contagioso.

Anne Blondat, que sabe hablar de mis libros con una encomiable sinceridad.

Josephine Batale, Lamine Diaby y Halyna Vasilyev, los ángeles guardianes de mi torre fabulosa, siempre tan sonrientes y atentos.

Para profundizar más, puedes encontrar más información sobre Fabrice Midal, sus obras y sus recursos en su página web, <http://www.fabricemidal.com>.

Puedes suscribirte a su *newsletter*, donde encontrarás numerosas grabaciones y vídeos, cursos en línea y meditaciones específicos para personas hipersensibles.